U0928521

全媒体“健康传播”系列丛书

容易被忽视的癌症
与专家一起认识鼻咽癌

江西科学技术出版社
江西·南昌

图书在版编目（CIP）数据

容易被忽视的癌症：与专家一起认识鼻咽癌 / 蒋春灵主编 . -- 南昌 : 江西科学技术出版社 , 2019.9
ISBN 978-7-5390-6832-9

Ⅰ . ①容… Ⅱ . ①蒋… Ⅲ . ①鼻咽癌－诊疗－指南
Ⅳ . ① R739.63-62

中国版本图书馆 CIP 数据核字（2019）第 113376 号

国际互联网（Internet）地址：http：//www.jxkjcbs.com
选题序号：ZK2018561
图书代码：D19002-101

容易被忽视的癌症：与专家一起认识鼻咽癌 **蒋春灵 主编**
RONGYI BEI HUSHI DE AIZHENG: YU ZHUANJIA YIQI RENSHI BIYANAI

出版发行 / 江西科学技术出版社
社址 / 南昌市蓼洲街 2 号附 1 号
邮编 / 330009
电话 / 0791-86623491
印刷 / 雅昌文化（集团）有限公司
经销 / 各地新华书店
开本 / 889mm × 1194mm 1/32
印张 / 4.75
字数 / 84 千字
版次 / 2019 年 9 月第 1 版 2019 年 9 月第 1 次印刷
书号 / ISBN 978-7-5390-6832-9
定价 / 36.00 元

赣版权登字 -03-2019-190

加入“鼻咽癌教育圈”
与专家一起认识鼻咽癌

鼻咽癌的早期症状不明显且没有特异性，大部分人缺乏重视，很少去正规医院进行相关检查，造成很多漏诊和误诊。因此，为了帮助鼻咽癌患者及家属科学地认识鼻咽癌，做到早预防、早诊断、早治疗，我们准备了如下学习资料：

名医好课
免费学习

微信扫一扫
鼻咽癌线上资源享不停

专家直播 HOT
专家直播教你
如何正确面对鼻咽癌

视频资源
鼻咽癌知识讲座
在线看

名医文章
名医好文章
免费分享

从书编委会

本书编写组

主　编

蒋春灵　江西省肿瘤医院放疗科　副主任医师

编　者

冯　柳　南昌大学医学院　硕士研究生

敖　帆　江西省肿瘤医院头颈肿瘤放疗科　主任医师

龚晓昌　江西省肿瘤医院头颈肿瘤放疗科　主任医师

万桂芳　江西省肿瘤医院头颈肿瘤放疗科　主任医师

汤轶强　江西省肿瘤医院头颈肿瘤放疗科　主任医师

廖瑜露　江西省肿瘤医院头颈肿瘤放疗科　副主任医师

肖　芸　江西省肿瘤医院头颈肿瘤放疗科　副主任医师

黄　敏　江西省肿瘤医院头颈肿瘤放疗科　副主任医师

谢洪辉　江西省肿瘤医院头颈肿瘤放疗科　主治医师

序言
PREFACE

春风化雨，征程万里。党的十八大以来，以习近平同志为核心的党中央坚持把人民健康放在优先发展的战略位置，提出“没有全民健康，就没有全面小康”“要做身体健康的民族”，从经济社会发展全局统筹谋划加快实施“健康中国”战略。实施健康中国行动，提升全民健康素质，功在日常，利国利民。2019 年 7 月，国家层面出台了《关于实施健康中国行动的意见》《健康中国行动（2019—2030 年）》，从干预健康影响因素、维护全生命周期健康和防控重大疾病等三方面提出实施 15 项专项行动。

江西省委、省政府历来高度重视人民健康，积极出台实施《“健康江西 2030”规划纲要》，加快推进“健康江西”建设，全省卫生健康领域改革与发展成效显著，医疗卫生服务体系日益健全，人民群众健康水平和健康素养持续提高。我省积极响应健康中国行动号召，加快推进“健康江西”行动，更加精准对接群众健康需求，全方位全周期保障人民健康，为共绘新时代江西改革发展新画卷筑牢坚实健康基础。

江西省卫生健康委员会与江西省出版集团公司共同打造的“健康江西”全媒体出版项目，包括图书出版和健康教育平台，内容涵盖健康政策解读、健康生活、中医中药、重大疾病防治、医学人文故事、卫生健康文化、医企管理等内容。《全媒体“健康传播”系列丛书》是“健康江西”全媒体出版项目中一套优秀的、创新的健康科普读物，由相关领域的医学专家潜心编写，集科学性、实用性和可读性于一体。同时推出“体验式”及“参与式”模式，实现出版社、专家、读者有效衔接互动，更好地为读者服务。

读书与健康生活相伴，对人民群众全生命周期的健康呵护与“健康江西”全媒体形式的结合，堪称健康理念、健康知识、健康方法、健康养成系统化传播全新的尝试，理应受到广大读者的喜爱，尤其希望从中获取更多有益的信息、健康的妙招、管理的智慧和生命的力量。

江西省卫生健康委党组书记、主任

2019 年 8 月 20 日

前言

FOREWORDS

谈癌色变，目前仍是老百姓看待肿瘤的一种普遍态度，甚至有部分肿瘤患者是被“吓”死的。这主要归因于过去医疗技术匮乏、经济落后，以致于有些肿瘤从发现到死亡的时间很短。实际上，肿瘤从发生到终末期有几年甚至十几年的时间。大家认为的绝症大多是指观察到了患者肿瘤发展的终末阶段。实际上，随着医疗水平的提高，在肿瘤的演变过程中就可以早期干预从而取得很好的治疗效果。

鼻咽癌作为在全世界范围内比较少见的肿瘤，在中国的南方地区却是最常见的恶性肿瘤之一，尤其是在我国广东、广西、江西等地。鼻咽腔位置隐蔽，鼻咽癌早期症状不明显且没有特异性，大部分人并不重视轻微症状，而且很少去正规医院进行相关检查，造成很多漏诊和误诊，在出现严重不适才去就诊时，75%的患者已是中晚期了。但是，近些年来随着医学的进步，80%以上的鼻咽癌患者仍获得了治愈的机会。在这么多患者获得治愈的同时，如何避免治疗引起的早期和晚期的毒副作用，提高生活质量也是我们必须重视的。

“上医治未病”，我们相信，如果对鼻咽癌的早期症状更加关注，对相关的知识更加了解，早期发现的鼻咽癌患者会更多，获得治愈的机会就更大，尤其是治愈后药物的毒副作用对患者生活质量的影响更小。从如何早期发现鼻咽癌的高危人群，以及治疗中和治疗后如何减轻毒副作用提高生活质量出发，我们编写了这本书。

本书对鼻咽癌的基础知识、如何选择一家合适的医院、住院后需要进行的检查、有什么样的治疗方法、治疗效果、各种治疗方法带来的不良反应及相应处理方法、患者心理和营养护理、康复锻炼及治疗失败后挽救办法等做了详尽的介绍。希望这本书能够让患者全面了解自己的疾病，从而更好地配合医生治疗，对抗肿瘤过程充满信心，对未来充满希望，提高治疗效果和生存质量。

“天下无癌”是我们的共同期望和梦想，在抗癌路上需要我们大家一起努力，风雨同舟，精准医疗，携手同行！

目 录
CONTENTS

你需要了解的鼻咽癌基础知识

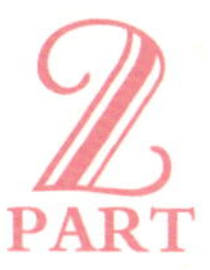

鼻咽癌看病不犯难

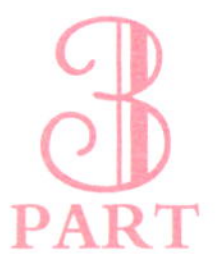

早治疗早康复

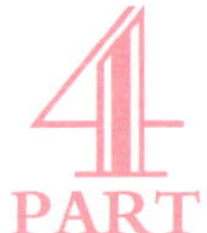

鼻咽癌的预后及护理

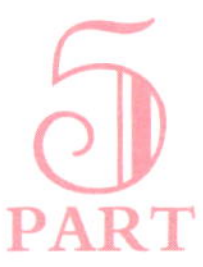

鼻咽癌的复发与转移

PART 1

你需要了解的鼻咽癌基础知识

鼻咽癌是一种在全世界范围内具有种族分布和特殊地域分布的恶性肿瘤，常见于中国南方、东南亚、阿拉斯加州和北非。世界平均发病率低于 1/10 万，2012 年世标发病率为 2.88/10 万，中国标化率为 2.34/10 万。高发区为广东省四会市，2010 年世标率为 26.49/10 万，其中男性 38.95/10 万，女性 14.01/10 万，男性是女性的 1.4~2.0 倍。鼻咽癌是唯一冠以地名“广东瘤”的肿瘤。

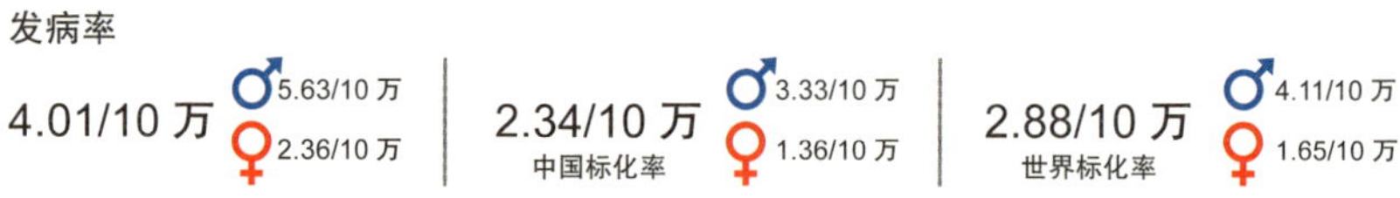

2012 年，WHO（世界卫生组织）估计全球新发鼻咽癌 8.6 万人，死亡 5.1 万人，其中 80% 来自亚洲，5% 来自欧洲，中国每年新发约 3.3 万人（38%），死亡 2.0 万人（40%）。在中国，鼻咽癌主要集中在广东、广西、福建、湖南、江西等省份，根据全国肿瘤登记中心发表的《2013 年中国鼻咽癌发病和死亡分析》估算，男性鼻咽癌的发病率和死亡率明显高于女性，城市略高于农村。从年龄层次分析，死亡率在 35~39 岁组开始迅速上升，男性在 80~84 岁组达到高峰，女性在 85 岁以上组达到高峰，之后开始下降。

我国北方鼻咽癌发病率在 1/10 万左右，属罕见恶性肿瘤。在我国东南部，广东、广西、福建、湖南、江西等地鼻咽癌发病率较高，特别是广东和香港，鼻咽癌年发病率都在 10/10 万以上。广东鼻咽癌高发带主要分布在珠江三角洲（包含香港）和西江流域（包括广州、深圳、中山、东莞、佛山、肇庆、四会、江门等）。

总之，鼻咽癌在我国的流行病学特点为：

是我国高发肿瘤之一，占头颈部肿瘤发病率首位

广东、广西、福建、湖南、江西等省为国内高发区，死亡率亦居世界首位

男性发病率高于女性为（2~3）:1

发病年龄为 3~90 岁，30~50 岁多见

从鼻咽癌的解剖结构说起

鼻咽的解剖结构

说起鼻咽癌，人们可能会对这个癌比较陌生，因为它的位置很特殊，说得通俗点，鼻咽就在你的鼻孔往里或者张开嘴看到的小舌头（学名：悬雍垂）的后上方位置。鼻咽约在下鼻甲后方1厘米处，咽侧壁上有咽鼓管咽口，经咽鼓管通向中耳鼓室。在咽鼓管口的前、上、后方，明显隆起，称咽鼓管圆枕。圆枕后方与咽后壁之间有一

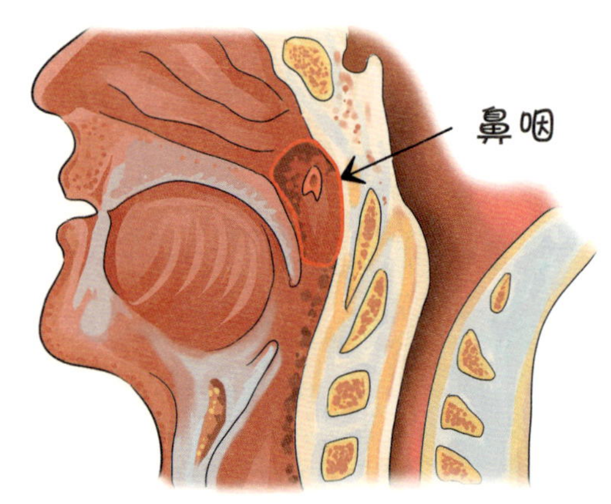

纵行的隐窝，为咽隐窝，是鼻咽癌的好发部位之一，咽隐窝向上距破裂孔约 1 厘米，鼻咽癌的癌细胞可经破裂孔向颅内转移。

鼻咽位于颅底与软腭之间，连接鼻腔和口腔，是呼吸的必经通道。由于鼻咽多是骨性支架结构，因此鼻咽不易活动，比较固定，大小也较恒定（垂直径、横径为 3~4 厘米，前后径为 2~3 厘米），鼻咽腔像是一个密室，由六面墙构成，分别为鼻咽腔的 6 个壁，前、后、顶、底和左右两个侧壁。

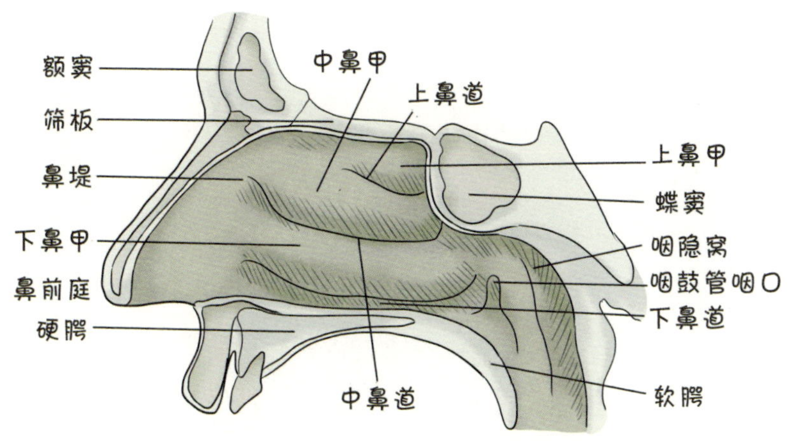

鼻咽癌

鼻咽是头颅内一个非常深的部位，鼻咽癌是在我们鼻腔后方的这个密室中发生的恶性肿瘤，需要专科医生借助医疗器械才能看到，所以出现病变很难早期发现，对于有鼻咽癌高危风险的人群，比如家族中有鼻咽癌患者，或者出现鼻咽癌的早期症状，如清晨回吸痰中带血、上颈部有肿块等，需去专科医院做鼻咽镜排除鼻咽癌。鼻咽癌细胞可以不断增殖并形成肿块，会像蟹爪一样深入内部并向四周侵犯、扩散，或转移到其他部位。肿瘤向鼻咽上方浸润，则会侵蚀颅骨底部的骨质，损伤经过颅骨底位置的神经血管；肿瘤向鼻咽后外侧侵犯，则最容易通过周围的淋巴管向颈部转移，从而形成颈部包块。

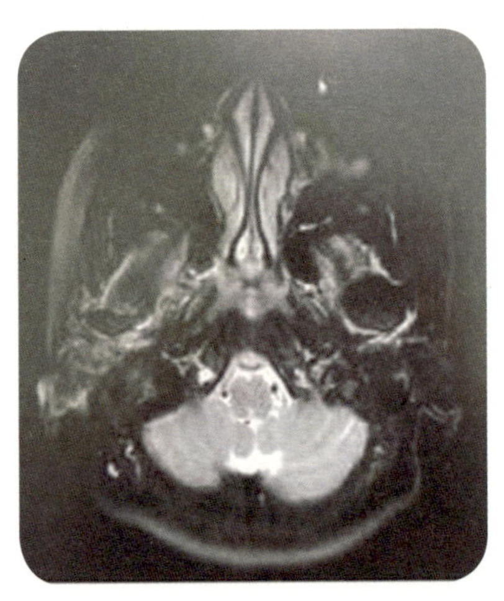

鼻咽的核磁共振图像

鼻咽癌的高发人群

种族差异

鼻咽癌有很明显的种族发病差异，其中蒙古人种的发病率居高。这就包括了中国东南地区和华南地区的中国人、新加坡人、泰国人和北美洲的因纽特人，以中国人的发病率最高，其次是黑种人，最后是白种人。

家族史

鼻咽癌发病有家族聚集性，在全世界鼻咽癌高发人群中，鼻咽癌家族聚集较明显，患者的一级和二级血缘关系亲属的发病率明显高于普通人群发病率，说明鼻咽癌的发病和遗传密切相关。10% 左右的鼻咽癌患者有家族史，并且鼻咽癌发病率越高的地区，患者有家族史的概率越高。2015 年，中国医学科学院肿瘤医院肿瘤研究所开展了“中国人群肿瘤家族史与鼻咽癌关系 Meta 分析”，荟萃分析研究结果显示，在我国，有鼻咽癌家族史比没有家族史的鼻咽癌发病风险高 2.8~3.1 倍，而且根据不同亚组分析得到的结果均比较接近，进一步说明肿瘤家族史作为鼻咽癌高发特点的相对稳定性。

不同地区发病率的时间变化有差异

根据鼻咽癌流行病学资料来看，鼻咽癌发病率在大部分国家和地区相对稳定，但是近些年来，一些国家和地区的鼻咽癌发病率和死亡率发生了很大的变化。近些年来，有些地方如新加坡、中国香港和中国台湾地区的鼻咽癌发病率有逐年下降的趋势。全国肿瘤登记中心发表的《2013 年中国鼻咽癌发病和死亡分析》表明，我国鼻咽癌死亡率稳步下降，未来几年还会持续下降，但一些高危地区鼻咽癌的流行表现出不同趋势，如广州城区发病和死亡率下降而广西壮族自治区死亡率上升；四会市和中山市发病率相对稳定，中山市死亡率下降。

鼻咽癌的病因

鼻咽癌的病因和发病机制复杂，至今尚不清楚，鼻咽癌的发生是环境、生活方式和遗传等多种因素相互作用的结果。这些可以增加鼻咽癌发病率的因素被称为鼻咽癌的高危因素。

EB 病毒（EBV）感染

EB 病毒（EBV）感染与鼻咽癌发病密切相关，目前证据证实 EBV 对鼻咽癌的发展起重要作用，主要原因：①全部鼻咽癌细胞表达 EBV 的 DNA 和 RNA。②鼻咽癌患者血清中能够检测到 EB 病毒相关的抗体（比如 EA-IgA，VCA-IgA），且这些在鼻咽癌患者中的抗体水平明显高于正常人和其他肿瘤患者。更重要的是，这些抗体水平的高低和鼻咽癌患者的病情早晚期或者病情出现变化相关等等。但是，大多数患者青少年时期都感染过 EB 病毒，但并非所有曾经感染过 EB 病毒的都会发病。

化学致癌物

鼻咽癌的发病与生活饮食习惯和地理环境也有一定的关系，喜好咸鱼、咸肉、腌菜等含亚硝酸盐较高的食物的人群鼻咽癌发病率高。另外，摄入金属元素失衡也是影响鼻咽癌发病的一个因素，已证实过量摄入镍元素可以诱使动物发生鼻咽癌。调查发现广东地区的水、土壤中含有大量镍元素。

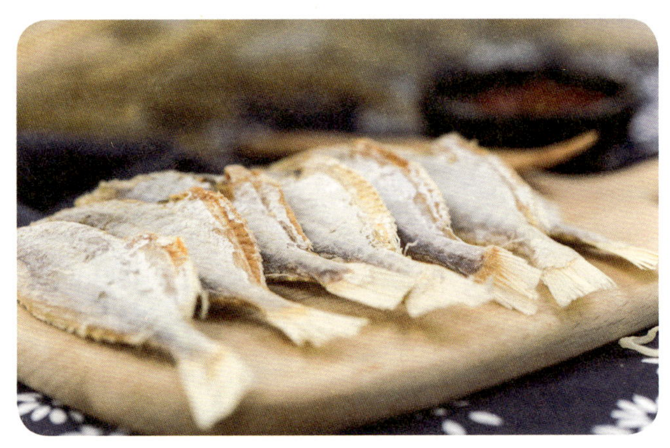

遗传因素

10% 的鼻咽癌患者有家族史。鼻咽癌的发病具有家族聚集和种族特异性特点，发病风险可能和人类白细胞抗原 HLA 的表型相关。其次，有些研究认为 CYP2E1 的基因多态性和一些酶如 GSTM1 可以影响鼻咽癌的易感性。广州中山大学肿瘤防治中心通过对 32 个鼻咽癌高发家族的遗传连锁分析，锁定鼻咽癌的易感基因定位在 4p15.1~q12 的区域，这是鼻咽癌研究的重大突破，之后通过对散发性鼻咽癌的全基因组扫描等研究，发现 HLA 和其他 3 个基因也是鼻咽癌的易感基因。

其他

抽烟，饮酒等有可能和鼻咽癌发病相关。因为香烟中含有大量的有毒物质和致癌物质，这些有毒物质会对鼻腔黏膜造成损伤，可能会增加患鼻咽癌的概率。如果在吸烟的基础上又长期大量喝酒的话，可能会进一步增加患鼻咽癌的概率。

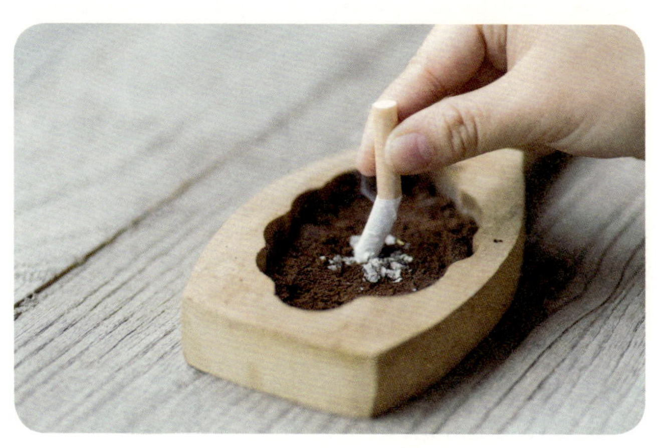

与鼻咽癌相鉴别的疾病

和鼻咽癌鉴别的疾病主要有两类，一类是恶性肿瘤，一类是良性病变。与鼻咽癌需要相鉴别的疾病如下。

恶性淋巴瘤

起源于鼻咽及颈部的淋巴瘤，一般是中高度恶性的非霍奇金淋巴瘤。该病在鼻咽和颈部也可触及肿物，但是发病多为年轻人，头痛和脑神经麻痹少见，一般都有全身多处淋巴结肿大，比如颈部、腋窝、腹股沟等部位同时伴有发热，肝脏、脾脏肿大等表现。鼻咽的肿块一般表现为黏膜下的球形隆起，表面光滑，很少有溃疡或者坏死分泌物覆盖，颈部的淋巴结一般触摸起来感觉比较软或者是中等硬度韧性感比较强，单个或者多个融合在一起表现为肿块有分叶，但是活动度好。最后确诊需要做病理免疫组化证实，病理活检部位首选淋巴结切取活检。

鼻咽纤维血管瘤

这是鼻咽部最常见的良性肿瘤。这个病青少年多发，尤其是男性多见，以鼻咽反复出血为特征，多无淋巴结肿大、头痛和神经麻痹等症状。在电子鼻咽镜下可见鼻咽部呈现分叶状或者圆形的肿块，表面光滑且血管丰富，极易出血。少见瘤体由致密的结缔组织、弹性纤维和血管组成，做 CT 或 MRI 增强扫描就可确诊。如果怀疑是鼻咽的纤维血管瘤，在做组织活检时须非常慎重，防范大出血。建议在手术室活检或者整个肿块的切除术，术后病理可确诊。

鼻咽结核

多见于青年人。鼻咽结核一般位于鼻咽的顶壁、顶后壁，看上去有糜烂、浅表溃疡或者是肉芽样的小结节，一般表面分泌物比较多。颈部的肿块一般较硬，而且与周围组织粘连明显，有时有触痛。常常伴有午后低热、没力气、出虚汗等结核中毒的全身症状，一般没有头痛和脑神经麻痹的症状。临床和鼻咽癌鉴别比较困难，需要通过病理检查确诊。

颅底脊索瘤

脊索瘤是在胚胎发育时期残留的脊索组织上发生的肿瘤，一般位于人体中线骨骼部位。1/3 的脊索瘤发生在颅底斜坡，好发年龄一般在 30~50 岁，男性多于女性。该病属于低度恶性，肿瘤生长缓慢，以局部侵袭性生长为主，伴有溶骨性破坏。在临床上患者会有头痛、脑神经麻痹和中线部位的颅底骨质破坏等特征。肿瘤向颅内生长，也可以向下侵犯鼻咽的顶或顶后壁，表现为黏膜下的肿块隆起，颈部无肿块。CT/MRI 以及电子鼻咽镜下肿块活检或者立体定向穿刺活检可以明确诊断。

鼻咽囊肿

鼻咽潴留性囊肿是良性的，好发于鼻咽顶壁，一般直径比较小，呈圆形肿块，表面光滑半透明，一般根据外观可确诊。用活检钳压迫的时候有波动感，活检后可有乳白色液体流出。

鼻咽增生性病变

鼻咽增生性病变为良性病变，多为鼻咽顶壁和顶后壁单个或散在淋巴滤泡样小结节，结节黏膜光滑可伴有充血，无溃疡坏死。多无头痛及颈部肿块，一般情况下经抗感染治疗后好转，有些经过抗感染治疗后仍无效的，则需要依靠病理活检确诊，以免造成漏诊误诊。

腺样体

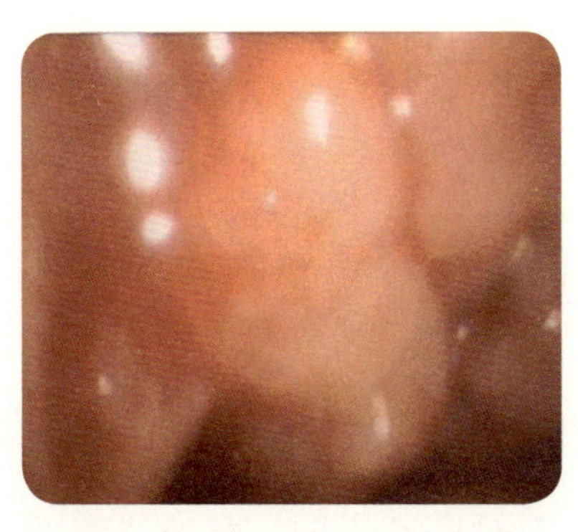

良性病变，多见于青少年，一般随年龄增长而逐渐萎缩，但也有部分萎缩不完全残留。典型的腺样体在鼻咽的顶前壁呈束状或橘子瓣状，表面光滑，易于辨认，不需要病理活检。当合并感染时，腺样体明显肿大，呈结节状，有脓性的分泌物或脓性涕，但是无头痛和颈部肿块，可以行抗感染治疗，活检病理可以确诊。

鼻咽癌的早期筛查

由于鼻咽癌在欧美等国家发病率低且发病率持续下降，因此，对于鼻咽癌的早期诊断、筛查，国际上尚未制定统一的标准或指南。而在我国南方，鼻咽癌发病率高且稳定，特别是广东、广西、湖南、福建、江西等地区为鼻咽癌高发区，国家卫生健康委员会制订的鼻咽癌筛查与早诊早治技术方案中推荐以酶联免疫吸附实验（ELISA）联合检测 EBV 的抗体指标（VCA/IgA、EBNA1/IgA）作为鼻咽癌筛查和早诊指标。2017 年，《新英格兰医学杂志》发表的香港中文大学卢煜明教授等应用血浆 EBV DNA 作为筛查指标进行鼻咽癌筛查的研究结果显示，通过对香港地区 20174 名受试者进行血浆 EBV

DNA 载量连续筛查，对两次筛查持续阳性者进行磁共振成像（MRI）与鼻咽镜检查，最终发现 34 例鼻咽癌患者，其中 71% 的患者属于早期（Ⅰ、Ⅱ期），阳性预测值为 11%。由此可见，血浆 EBV DNA 可能是可靠的早诊指标，可应用于高发区鼻咽癌人群筛查。

鼻咽癌的主要临床表现

鼻咽癌因为生长的部位比较隐蔽，早期症状不明显、不易察觉，容易被患者忽略。大约有一半的患者病灶转移到颈部或侵犯颅脑结构，出现了颈部肿块或有了神经压迫症状，才到医院就诊，75% 左右的患者一旦确诊一般是中晚期，所以警惕早期征兆的蛛丝马迹至关重要。

鼻咽局部症状

回吸性涕血　占初发症状的 18%~30%，确诊时有 70% 以上的患者有此症状，反复持续加重的鼻涕中带血，多表现为清晨回吸一口痰后痰中带血。这是因为肿瘤表面的小血管丰富，当用力回吸分泌物时，肿瘤表面和软腭背面摩擦导致小血管破裂或者肿瘤表面有糜烂导致破溃所致，严重的时候可能导致鼻咽大出血。

鼻塞　占初发症状的10%~20%，一般为单侧，并且随时间延长越来越严重，严重的可能导致张口呼吸，还可能伴有嗅觉障碍。鼻塞主要是因为鼻咽顶壁的肿瘤向前生长后导致同侧后鼻孔和鼻腔堵塞，临床上多为单侧性鼻塞并有逐渐加重的趋势。

耳鸣、听力下降　耳鸣、听力下降分别占50%~60%和50%。原因不明的耳鸣、耳闷、耳痛或耳聋，特别是单耳发病，一般治疗后无效要警惕鼻咽癌。主要是因为鼻咽侧壁和咽隐窝的肿瘤浸润压迫咽鼓管后导致鼓室负压，引起分泌性中耳炎所导致。听力下降一般为传导性耳聋，多伴有耳内闭塞感。

头痛　以头痛为初次症状占20%，确诊是鼻咽癌的60%左右的患者会伴有头痛，主要是后脑勺或者单侧太阳穴及上头顶的持续性疼痛。根据肿瘤生长的部位不同疼痛部位表现不同。开始很轻，会逐渐加重，一般药物难以缓解。头痛的原因有很多，如合并感染、肿瘤侵及筋膜，骨膜、颅底骨、三叉神经或者是血管受到刺激引起的反射性头痛。

脑神经损害后的症状

脑神经受侵犯的发生率在确诊时为34%左右，人体的12对脑神经都可以受到鼻咽肿瘤的压迫或侵犯。鼻咽癌侵犯脑神经的特点一般为脑神经相继或者同时受累，其中以三叉神经发生率最高，为26%，其次依次为展神经、舌下神经、舌咽神经，而嗅神经、听神经和面神经侵犯较少见。

面部麻木：这是因为肿瘤侵犯三叉神经所致

复视（看东西有重影）：占鼻咽癌患者的10%~16%，肿瘤侵至眶内或侵及颅底、海绵窦、眶尖及眼外肌支配神经所致

其他：伸舌偏斜、张口下颌偏斜、眼球固定、眼睑下垂、视力下降或消失、声音嘶哑、吞咽困难、张口困难等

颈部发现肿块

无痛性的颈部肿块。60%~80% 的患者最初表现是颈部肿块。肿块的典型部位是下颌角后方、耳朵下方，肿块质地比较硬，不痛不痒，很容易错误诊断成淋巴结发炎，予抗感染治疗肿块可能暂时缩小，但很快又继续长大。所以对于新出现的无痛性的颈部肿块一定要引起重视，最好到专科医院检查鼻咽。

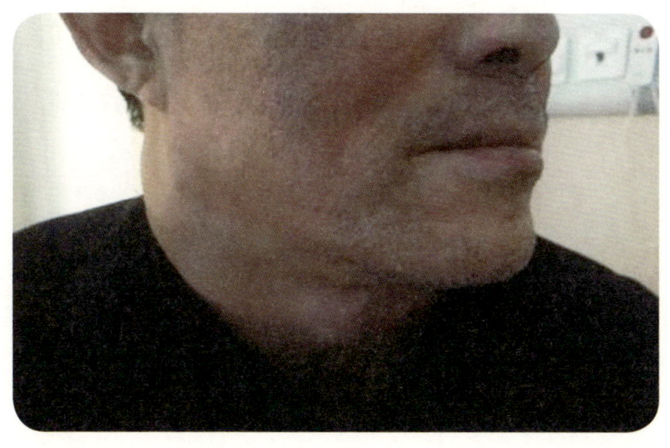

常见的因鼻咽癌侵犯导致的综合征

Honer 综合征（霍纳综合征） 同侧的颈交感神经侵犯，

表现为患病侧的眼裂变窄，瞳孔缩小，病侧少汗或者无汗，眼球内陷。

眶上裂综合征 鼻咽癌往上扩散浸润时可直接破坏颅底骨质或者经颅底的自然孔道侵入后导致第Ⅲ、Ⅳ、Ⅴ、Ⅵ对脑神经受侵犯，临床上表现为眼睛不能活动，上睑部分或完全下垂，瞳孔散大，角膜知觉消失，上睑及前额皮肤知觉减退或消失。

海绵窦综合征 鼻咽癌侵犯引起海绵窦外侧壁受压，逐渐出现Ⅲ、Ⅳ、Ⅵ、Ⅴ（第1支）颅神经麻痹，即同侧上眼睑下垂，眼睑和结膜水肿，眼球突出以及眼球不能活动，在三叉神经麻痹时，面部相应支配区有剧痛，有时有眉弓以上脸部皮肤区域感觉麻木。

PART 2

鼻咽癌看病不犯难

得了鼻咽癌该如何就诊

当患者得知自己患有鼻咽癌的时候，最头痛的莫过于几件事：如何在第一时间选择一家好医院？怎样找好医生？拥挤的门诊，忙碌的专家，如何简洁、准确地表达自己的病情？如何省钱、省时间又省心抗癌？

选医院

可以事先咨询一下有医学背景的亲戚朋友，也可以上网查相关信息，或者询问病友。选择合适的医院是看病的第一步，也是最重要的一步，甚至可以影响诊断和治疗效果。对于患者来说，并不是医院越有名、规模越大、患者越多就越好，也并不是有个熟人就能得到最恰当的诊断和治疗。因为每家医院各科室的水平不尽相同，再大的医院也有相对薄弱的科室，有些小医院也有很强的优势科室和特色诊疗项目，不能一概而论。而且，我国医疗资源分布很不均衡，大医院、好医院集中在大城市。但看病也不是非要去大医院不可，关键是一定要到合法、正规的医院。

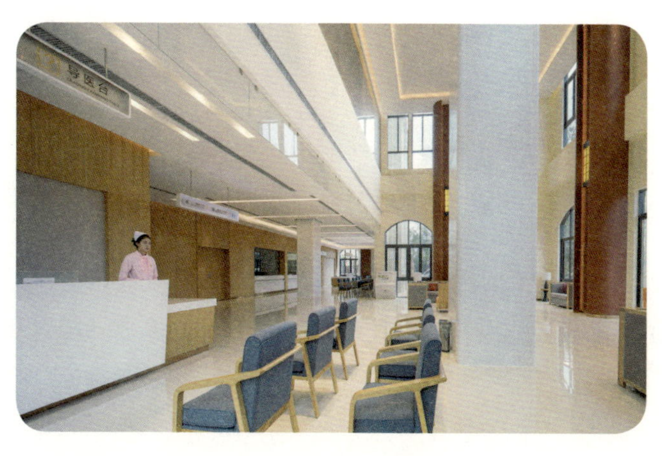

对于鼻咽癌患者，应该尽量选择肿瘤专科医院或具备肿瘤放疗设备的综合医院。肿瘤专科医院亚专科划分更细，肿瘤综合治疗更加规范，相关设备更加先进齐全，更注重患者治疗后的生活质量及终生随访。判断一家医院是否具有诊治鼻咽癌的能力，需要看该医院是否配备加速器、模拟定位室等放疗设备以及电子纤维鼻咽镜、磁共振、螺旋 CT、放射性核素骨显像、心电图、腹部 B 超、EBV 病毒检测等诊断手段。尤其是放疗设备精良和拥有一批训练有素经验丰富的专科医生、物理师、放疗技术员等，对于鼻咽癌这样大部分正规治疗后能得到长期生存的患者，这些硬件和软件配套都直接影响疾病的疗效和治疗后生活质量。

选科室

鼻咽癌癌细胞对射线敏感，治疗以放疗为主，建议尽量选择肿瘤专科医院的放疗科或者可以做放疗的综合医院的肿瘤科就诊。有的医院虽然综合实力排名靠前，但是肿瘤科室弱，甚至没有放疗设备，那么患者在选择的时候须慎重。

选医生

在一个大医院，患者几乎对所有的医生、专家的情况都一概不知，那么要怎样才能找到一位好医生呢？第一看职称，可以先在网上查看医生的就业经历，查看网上与患者的交流及其评价，优先选择副主任医师及以上的医生，因为这样的医生对相关疾病有较多的经验，精力充沛，容易吸收新知识，处于事业的黄金时期。第二看学位和有无留学背景，大部分硕士、博士等高学位的医生以及有留学背景的医生，可能对某一专科疾病的诊断或治疗有较高的水平。但是医学是实践科学，经验靠积累而来，所以在看学位和有无留学背景时还要看临床经验。最后看医德,医德包括品行和责任心。医术与医德是相辅相成的。当然，也有少数医生医术很好，医德却很差。但一般而言，医德好的人，医术都很高明。这方面可以咨询认识的鼻咽癌患者及其家属，听取他们在就诊过程中对医生的评价，他们推荐的医生，一般都是待人温和，尊重患者，给患者一种亲切感，值得信任的医生。这些医生往往能增强与患者之间的沟通，更能把病情讲解得通俗易懂。

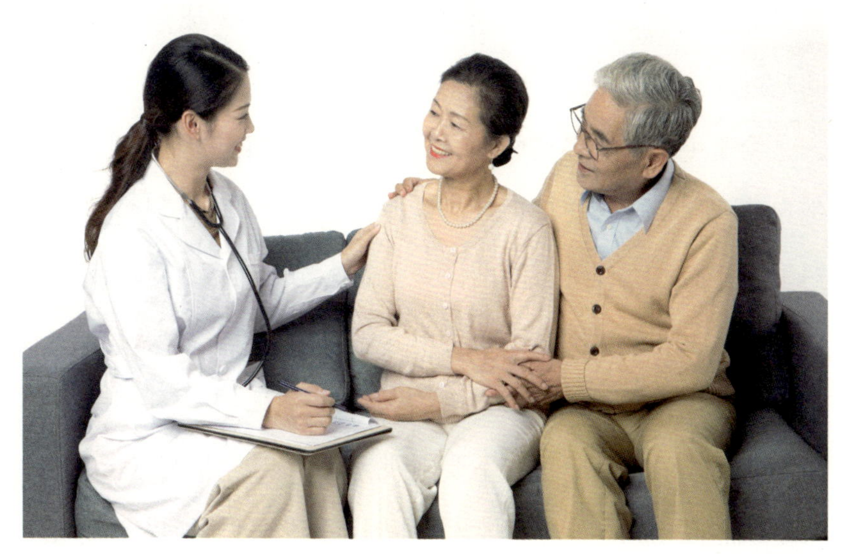

鼻咽癌治疗周期相对较长，最短的也需要 2 个月时间，首次治疗周期长的可达半年左右。治疗完后可能有一些放疗引起的并发症以及定期复查排除复发或者转移等问题，建议选择一个固定的医生，对患者的病情了解更加全面，病历记录完整，医患感情融洽，容易早期发现一些问题，而且能制订出更加完美的治疗方案。

细准备

您是否有过这样的感觉？为看一次病要耽误半天甚至一天的时间，但与医生的直接对话往往只有两三分钟，常会走出诊室后才猛然想起："糟糕，我忘了问医生……"或是当医生询问吃过什么药、做过什么检查时，常常一问三不知。

为避免出现上述这些情况，您不妨在看病前先列一张清单，把自己的症状、病史、做过的检查、服过的药以及想问的问题写下来。而且，在去医院前一天要做好相关准备，身份证、病历资料、近期做过的检查报告单、化验检查单等需要带上，否则重新开化验检查，既浪费金钱也浪费时间，更不利于医生对疾病的连续观察与分析。不要剧烈运动、饱食、情绪过于激动、大量饮酒或吸烟，这些因素都可以引起心率显著加快，血压波动，以及出现其他异常改变，产生“假象”，给诊断治疗带来一定的困难。抽血化验、腹部 B 超需要空腹，故早上不能进食，以免改天再来浪费时间。拍 MRI（磁共振）不要穿戴有金属的衣服，以免对拍片的结果造成影响。

有些药物可能遮掩症状，因此，除非病情紧急需用抢救药，一般在就诊前不宜乱用药，特别是镇痛药、解热药、降压药、镇静安眠药等。

就诊前也不要化妆，尤其不能浓妆艳抹。这是因为化妆品掩盖了本来的肤色，对诊断贫血、黄疸、发绀等皮肤改变十分不利。也许您会面色苍白、黑眼圈，都没有关系，这些恰恰是医生需要看到的。尽量穿容易穿脱的衣物，比如上衣建议是开襟的衣服，而不是套头的衣服，袖子要比较容易挽起来或者脱下。比如冬天，最好穿厚实的大衣，而里面穿相对薄一些的衣服。在条件允许的情况下，尽可能戴口罩，医院是疾病最集中的地方，本来您就处于比较虚弱的患病状态，不可再感染了其他疾病。口罩从医院回来后要清洗，手也要好好清洗。

善交流

不论您是看中医还是西医，医生都需要和您交谈才能够知道您的疾病是怎样的。中医不是仅仅切脉就可以摸出什么病，西医也不仅仅靠 CT、B 超、化验单就可以知道您是什么病。诊断疾病就像是做调查，全面的证据才能指认真凶。有一些患者到医生面前一句话不说，医生要先猜出他的主要症状和不舒服，说对了以后，他才继续看病。另外有一种患者，他们会不断地陈述，比如“我从 20 年前就怎么样怎么样的……”有时候这种倾诉是不自觉的，尤其是老年人。当倾诉与疾病无关时，医生可能会打断您，这不是不尊重或者态度不好，而是看病的时间确实有限，医生希望能节约时间把主要精力放到和您疾病诊疗相关的工作上。

在医生诊疗过程中您必须了解的一些常识

看病，哪怕是急诊，医生可能不会马上给您解除痛苦。疼痛是身体发出的“火警”，是诊断疾病和判断疾病进展的重要信号，是您生病的身体部位直接向医生的报告。在没有明确诊断之前，医生可能不会帮助患者先止痛，就好像没有查明报告火警的位置，无法将火扑灭掉一样。也许您或者您的家人在检查床上疼得死去活来，医生可能还得用手摸这摸那，甚至使劲按压一下问您是否更痛，此时也请您一定要忍耐一下告诉医生您的真实感受。

如果您收入不高，生活不富有，请直接跟医生说，相信很多医生会给您选择相对便宜的药品和治疗。同时，相对便宜的药物也意味着疗效，特别是副作用的不同。如果您在路上堵车，找不到停车位，在挂号门前受冻，坐在门诊等候一上午无所事事，请不要将怨气宣泄在那个为您看病的医生身上，他在上班路上一样堵车，一样找不到车位，您应该尽量配合医生检查诊断。

鼻咽癌患者很少有急诊入院，除非放疗后的鼻咽大出血，在抢救的紧急和危急情况下，医生需要紧急抢救患者，联系相关科室会诊，向护士下达口头医嘱等等，不可能有时间和家属交谈，有时候也只是病情稍微平稳的时候会简单交代下病情和注意事项。希望您能理解，这个时候医生需要腾出更多时间去尽全力抢救患者，请尽力配合医生抢救治疗，不要用无关紧要的事情去打断医生对患者的救助。

虽然有 80% 以上的鼻咽癌患者能够获得完全治愈的机会，但是疗效和您本身肿瘤的早晚期和对治疗的敏感性息息相关，所以哪怕是再早期的鼻咽癌，医生也不能保证能完全治愈，局部晚期的鼻咽癌也并不意味着绝对治不好。我们在相信医生的同时也必须客观科学地对待鼻咽癌疾病本身，在治疗期间也没有哪个医生保证没有风险。在进行侵入性的操作和一些抗肿瘤治疗之前，比如放疗、化疗、靶向治疗等等，医生会给您签署知情同意书。这个知情同意书就像是您在购买股票、基金时听到的“入市有风险，投资需谨慎”一样，是要告诉您可能发生的风险。知情同意书上写的每一种风险，都曾经发生过，哪怕发生概率很低，医生也必须交代您，因为医学是科学，没有哪个医生能保证哪种副作用不会在您身上发生。当然，当风险一旦发生，医生也会积极采取应对的措施帮助您。

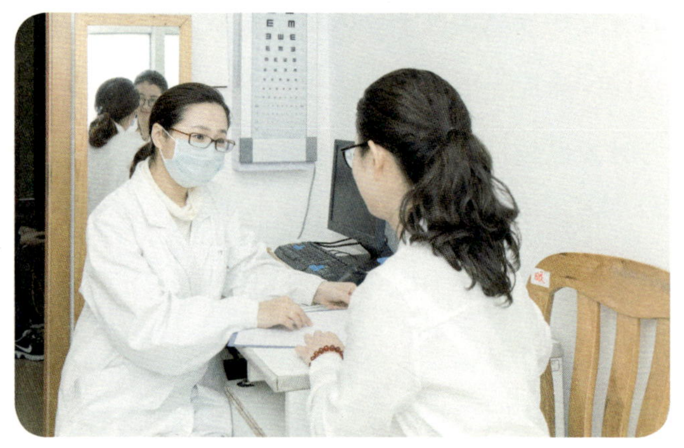

鼻咽癌的诊断流程

病史以及常规体检

医生详细询问发病情况，了解临床症状；常规体检了解患者一般状况及对患者一般状况做出评价。主要包括身高、体重、视力、生命体征以及心、肺、肝、脾、神经系统的检查。

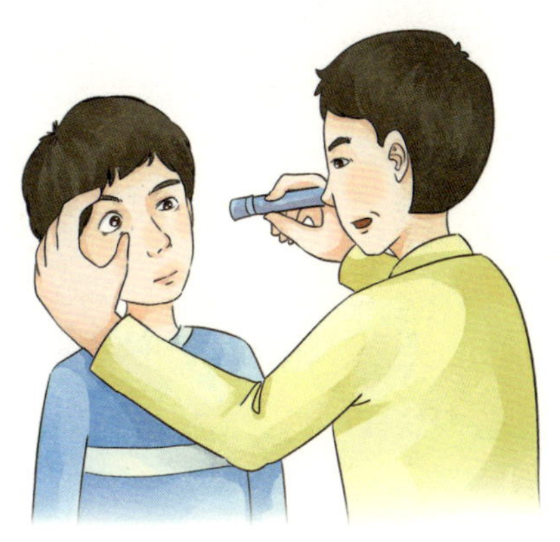

专科体格检查

眼　两眼是否对称，有无突眼，瞳孔对光反射以及视力、视野等相关检查。

耳　外耳道有无分泌物或肿物，鼓膜有无内陷、充血、穿孔，听力测试。

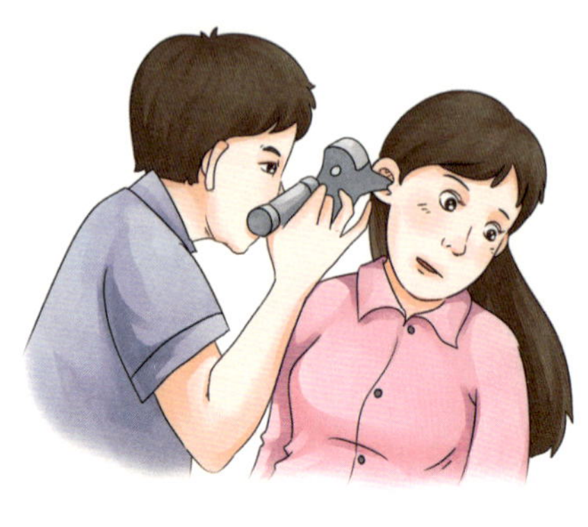

鼻　鼻子外形是否对称，是否有鼻塞；检查鼻道内有无肿瘤。

鼻咽的检查　鼻咽镜检查看鼻腔有无肿物。

口腔检查　检查有无牙周疾病，观察口咽有无隆起或肿物。

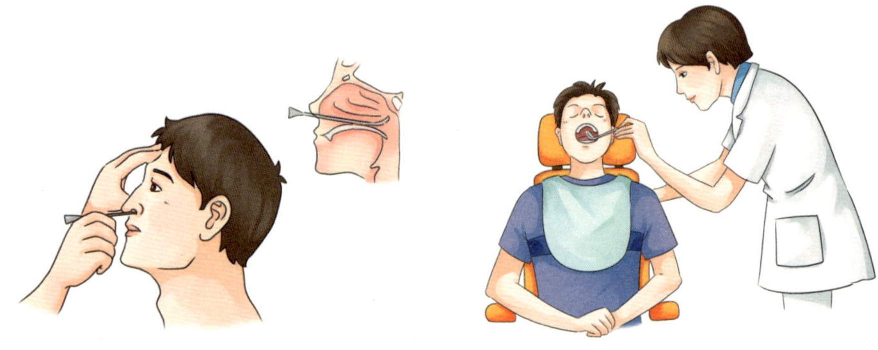

颈部检查　鼻咽癌发生颈部淋巴结转移的概率很高，可高达 80% 以上，医生一般通过触诊检查颈部淋巴结转移情况。

血常规、血生化、凝血五项、肝炎系列+HIV+TP等相关检查

鼻咽癌患者的抗肿瘤治疗对患者的血常规有一定的要求，放射治疗、化疗药物的治疗在杀死肿瘤细胞的同时也能够杀死自身的正常细胞，造成白细胞的数量下降，导致感染等。因此在入院时就要进行抽血检查，评估患者能否进行抗肿瘤治疗，有些白细胞低下的患者需要进行相应的处理之后才能继续进行下一步的治疗。一些化疗药物的使用还会使血小板下降，而血小板与我们的凝血相关，血小板下降易发生出血。此外，抗肿瘤的药物需要肝、肾的代谢排出毒素，因此，应评估肝、肾的功能是否具有代谢这些药物的能力，以免造成药物在体内的蓄积。而且，抗肿瘤药物本身就对肝肾有损害，要检测肝肾功能。这些检查不仅可以评估患者基本情况，而且在经过抗肿瘤治疗后也需要定期复查，如有异常需采取相应措施。

心电图检查

部分化疗药物可产生心脏毒性，损害心肌细胞，使患者出现心悸、胸闷、心前区不适、气短等症状，甚至出现心力衰竭。

为了了解患者的心脏电活动，排除心肌梗死、心肌缺血、心功能不全等，抗肿瘤治疗前需做心电图，若发现患者心电图有异常，必要时进行心脏彩超、心肌酶谱等排查，避免使用对心脏有毒性的药物。

电子纤维鼻咽镜检查及镜下肿瘤活检术

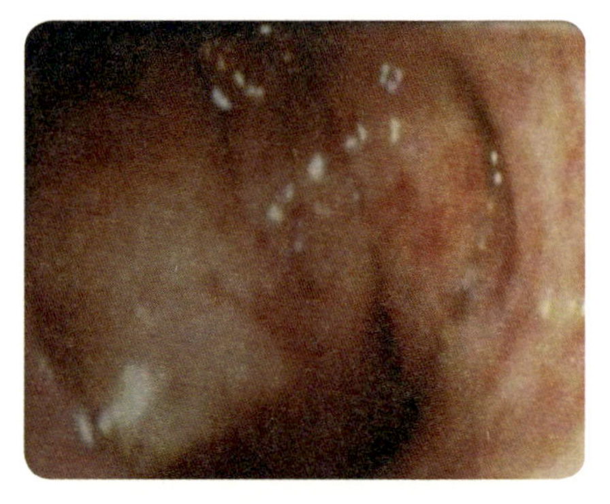

诊断鼻咽癌比较重要的检查，鼻腔表面麻醉后，鼻咽镜进入鼻腔后了解鼻腔、鼻咽部肿瘤的大小和部位，尤其是通过光导纤维镜采取肿瘤组织或刷取细胞送病理检查取得诊断金标准，明确诊断和治疗。

颈部淋巴结穿刺细胞学检查

通过细针抽吸出颈部肿块细胞，在显微镜下观察判断病变类型，是辅助诊断鼻咽癌的一个重要手段。目前的穿刺技术不会引起肿瘤转移，当然穿刺本身也有局限性，主要体现在有一定的假阴性率。

病理学检查

肿瘤活组织病理检查是确诊鼻咽癌的“金标准”，是其他的临床检查所不能替代的。鼻咽、颈部都有肿物时，活检取材部位应首选鼻咽，因为鼻咽活检方便快捷、损伤小，若一次活检阴性，还可以重复再取。当鼻咽重复活检病理仍为阴性或者鼻咽镜下鼻咽没有发现肿物时，才进行颈部淋巴结的活检。颈部淋巴结活检应该取单个的、估计能完整切除的淋巴结，不要在一个大的淋巴结上切取一小块标本或者在同一个淋巴结上反复穿刺活检。

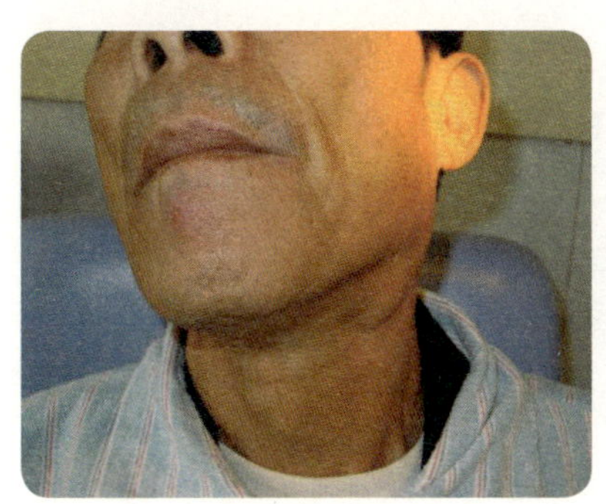

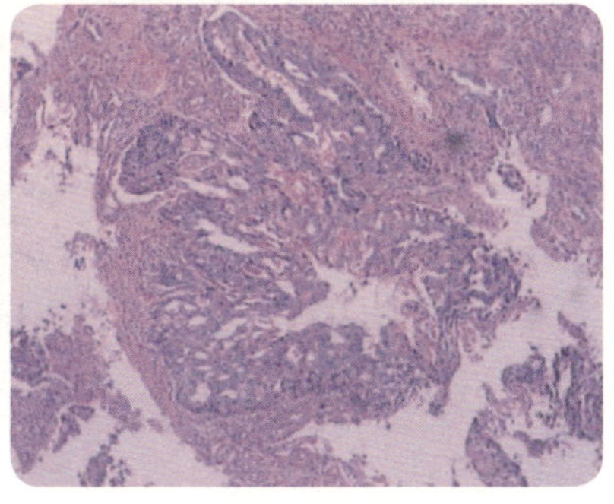

血清学检查

EB病毒血清学检测是一种重要辅助诊断手段，一般在鼻咽癌患者中升高明显，但存在假阴性率。EB病毒检测阳性者建议电子鼻咽镜下对鼻咽进行仔细检查。当然，EB病毒高并不代表一定是鼻咽癌。

影像学检查

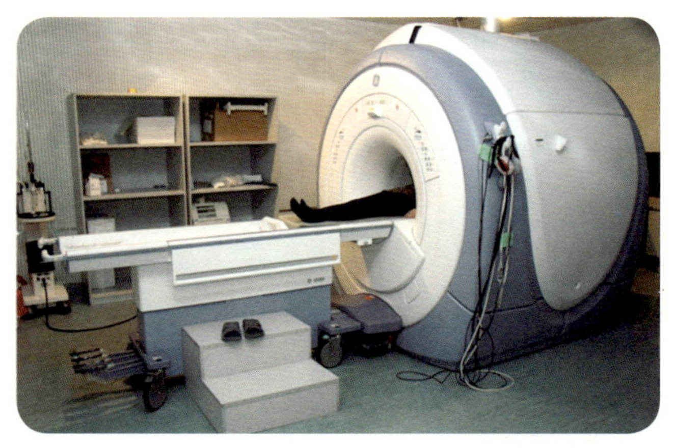

鼻咽部及颈部磁共振（MRI）平扫加增强检查，可以清楚地显示鼻咽腔内的病变，也可以了解肿瘤侵犯鼻咽腔外面的组织范围、部位以及明确淋巴结、骨、肝脏、肺部有无转移，对

于肿瘤的分期、治疗方案的制订有不可或缺的作用，当然对于经过治疗后疗效的评价、预后、随诊也起到很大的作用。MRI比CT对鼻咽部显示更清晰、全面，假阳性少，能早期发现鼻咽癌。无法做MRI可用CT代替。

CT检查

胸部CT能够直观地看出患者的肺部情况，一般来说早期的肺部转移可以通过做胸部CT来发现，当胸部CT上出现疑似肺转移时，医生并不能直接地判断出患者是否为转移时，有时还需要进一步的检查，如肺部穿刺或者PET-CT。

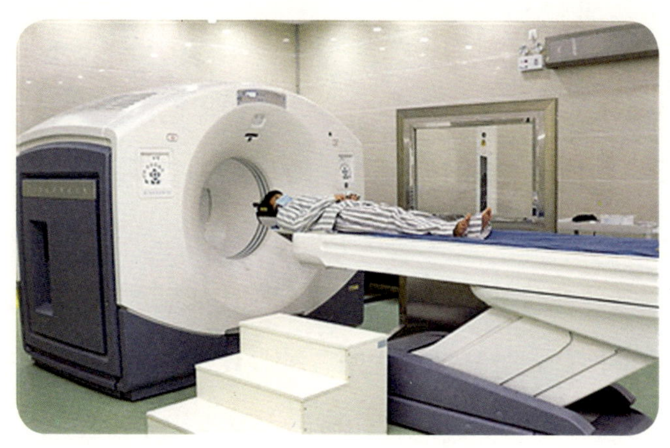

超声检查

超声检查是一项经济且无创的重要检查，可以重复检查，这种方法可以监测患者的病情变化，主要用于明确有无腹部脏器转移，如肝转移等。此外，对于有些可疑的颈部淋巴结可能影响分期和治疗原则的，可以在超声引导下行穿刺细胞学和病理检查明确淋巴结性质，为临床治疗提供依据。

放射性核素骨显像

正常骨的生长及吸收是一个持续过程，正常时呈平衡状态。骨骼疾病时，打破了血流、骨盐代谢这种平衡。放射性核素骨显像的原理是用放射性核素锝标记的弧甲基二磷酸盐可以吸附在骨骼的羟基膦灰石晶体上，骨骼局部血流和代谢的差异导致吸附的显像剂的量也不同，单光子发射计算机断层显像设备（SPECT）可以用显像的方式探测这种差异，即显像显示出异常。由于X线在骨盐代谢至相当程度时才能显示出密度的异常，因此，放射性核素骨显像在诊断各种骨疾病上比X线检查敏感，而且在诊断检查骨的良恶性病变时，又常先于X线发现病变，一般在恶性肿瘤时早于X线3~6个月。

口腔科检查

放射线会损伤口腔黏膜牙槽以及唾液腺，导致口水分泌减少，容易产生蛀牙。但是，放射线照射过的鼻咽癌患者在三年之内是不能够拔牙，容易造成下颌骨坏死及骨髓炎等。另外，金属假牙会造成放射线散射，加重治疗期间口腔黏膜副反应，影响 MRI 成像，造成医生对肿瘤侵犯范围判断不清而影响治疗，所以放疗前必须要进行放射前口腔处理。

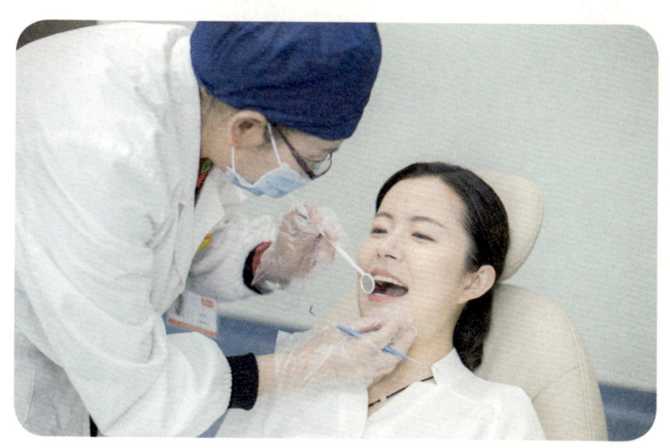

其他

对于以上基本检查诊断仍有困难还可以采用 PET-CT 检查，

在肿瘤的诊断、复发、转移判断及治疗方式的选择上均有重要的临床价值。但是不能作为常规影像学手段检查，除非是原灶不明或者排除转移方面 PET-CT 有优势。

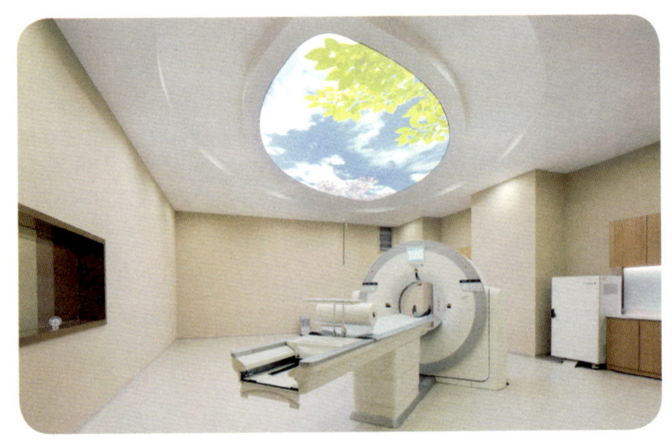

不同的医院完成以上检查所需要的时间不同，在大多数医院至少需一周左右。

关于检查你可能会问医生的问题

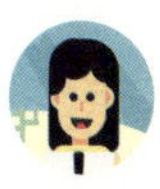

血清学检查 EB 病毒 DNA 的高低与鼻咽癌的关系?

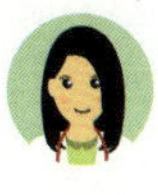

鼻咽癌患者常常伴有血清 EB 病毒 DNA 的复制以及病毒抗体 VCA-IgA 和 EA-IgA 效价增高。可能在患者有相关的临床症状前 EB 病毒就开始复制以及生成抗体，DNA 的数量以及抗体高低的水平常常随着疾病的进展而增高。但是，这种检查只能作为一种辅助手段，存在假阴性率。检测阳性者建议电子鼻咽镜下对鼻咽进行仔细检查，可以协助诊治原发病灶不明的隐藏在鼻咽的原发癌，还可以作为鼻咽癌患者放疗前后的随诊，以及动态观察疾病的控制情况。

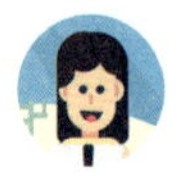

治疗中需检查哪些项目?

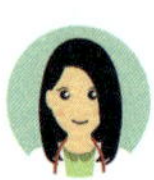

放疗前、放疗中、放疗完后建议电子鼻咽镜检查评价肿瘤治疗疗效。一周左右复查血常规，配合化疗的根据需要复查肝肾功能及电解质等。治疗完成时复查肝肾功能、血常规、EBV-DNA、鼻咽 MRI 等。

为什么治疗前已经做了鼻咽 MRI 和鼻咽镜检查，在放疗完成后仍要做?

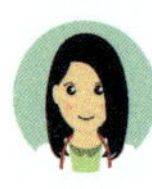

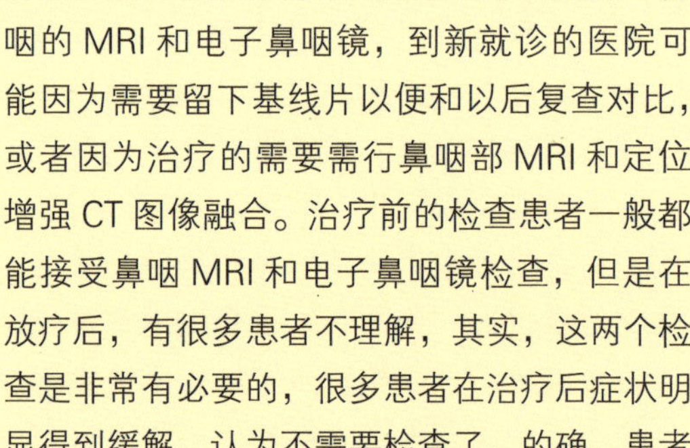

有很多患者在治疗前就已经在别的医院做了鼻咽的 MRI 和电子鼻咽镜，到新就诊的医院可能因为需要留下基线片以便和以后复查对比，或者因为治疗的需要需行鼻咽部 MRI 和定位增强 CT 图像融合。治疗前的检查患者一般都能接受鼻咽 MRI 和电子鼻咽镜检查，但是在放疗后，有很多患者不理解，其实，这两个检查是非常有必要的，很多患者在治疗后症状明显得到缓解，认为不需要检查了。的确，患者的主观感受是判断疗效的一个方面，但是不能具体判断具体疗效，那么如何客观的评价疗效呢？这就需要根据鼻咽 MRI 和鼻咽镜的观察判断。根据肿瘤的缩小程度，周边受侵组织的恢复来判断疗效并指导后续治疗。

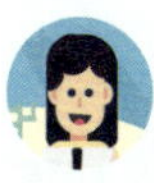

正电子发射计算机断层显像（PET-CT）检查的意义？

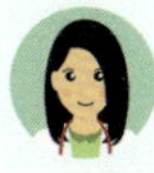

PET 是一种功能显像，可提供生物影像的信息，并可与 CT 图像进行融合形成 PE-CT 的图像，有助于发现原发灶、颈转移淋巴结及远处转移灶。中国台湾地区长庚纪念医院的研究结果显示，PET-CT 在诊断骨转移及肺转移较常规检查敏感，诊断肝转移和 B 超相当，PET 诊断远处转移的敏感性高达 100%，特异性为 96.9%，已有报道 PET 检测 M_0 的鼻咽癌患者发现隐匿性远处转移发生率很高。140 例连续收治的通过常规检查临床分期为 M_0 的鼻咽癌患者，18 例（12.8%）发现远处转移，纵隔淋巴结为最常见部位，肺、肝、骨次之。临床中对淋巴结分期晚 N2-N3、EBV-DNA 高的患者可考虑进行 PET-CT 检查。

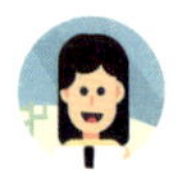

病理检查免疫组化检查检测 EGFR（表皮生长因子受体）的目的？

随着分子生物学和检测手段的不断进步，影响鼻咽癌治疗效果的一些相关基因逐渐被认识。现在认为可能和鼻咽癌治疗疗效相关的基因有：表皮生长因子受体 EGFR、血管内皮生长因子 VEGF、HER2/neu 以及 c-KIT 等等。目前已经成功应用于临床治疗的有 EGFR 单克隆抗体 Erbitux（C-225）和 h-R3（Nimotuzumab，泰欣生）。其中 EGFR 是靶向治疗相关的分子标志物，它是一种膜糖蛋白，EGFR 细胞外部分与 EGF 相结合，可使细胞内的酪氨酸激酶活化，从而调节细胞的生长、分化。体内外实验证明，EGFR 过度表达可增加肿瘤细胞的侵袭性和转移性，对放疗、化疗的敏感性下降。晚期鼻咽癌 EGFR 的阳性率高达 89%，EGFR 高表达是鼻咽癌局部区域复发的重要因素。EGFR 靶向治疗已成为鼻咽癌的治疗手段之一，在一些地区针对 EGFR 的靶向治疗已经纳入医疗保险报销范围，但是需要有证据证明是 EGFR 表达阳性的患者才能使用该靶向药。

PART 3

早治疗早康复

鼻咽癌的分型和分期

在做治疗前，必须明确肿瘤分期与病理分型，不同的分期、分型治疗的方式不一样，因此，必须根据严格的分期、分型选择最合理的治疗方案。

鼻咽癌的分型

鼻咽癌起源于鼻咽黏膜上皮，光镜和电镜下有鳞状分化的特征。鼻咽癌分为三种类型：WHO Ⅰ型，角化型鳞癌；WHO Ⅱa型，非角化性癌，分化型；WHO Ⅱb型，非角化性癌，未分化型。我国高发区鼻咽癌患者98%为Ⅱ型，只有2%为Ⅰ型，欧美国家Ⅰ型占25%~33%，研究显示，Ⅰ型鼻咽癌患者对放化疗不敏感，预后相对较差，而Ⅱ型鼻咽癌患者对放化疗敏感，预后较好。

大体分型有结节型、菜花型、溃疡型、黏膜下浸润型四种类型，一般是局部黏膜隆起，可表现为有无溃疡，或者表现为平坦浸润甚至肉眼无改变。其中结节型是最常见的，黏膜下浸润型在临床的治疗上较为顽固，对放疗有很大的抗拒性。

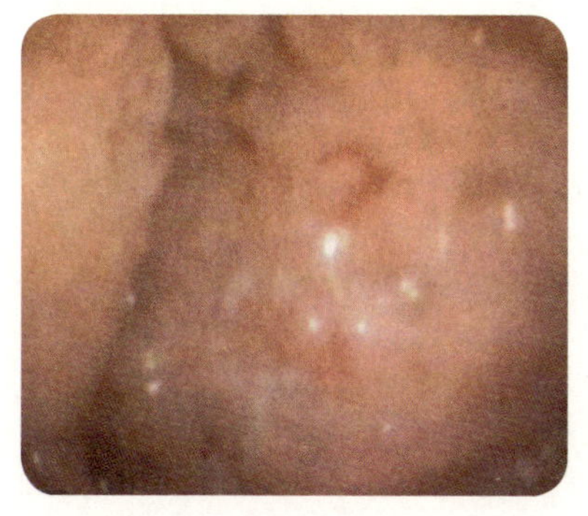

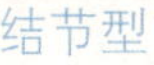

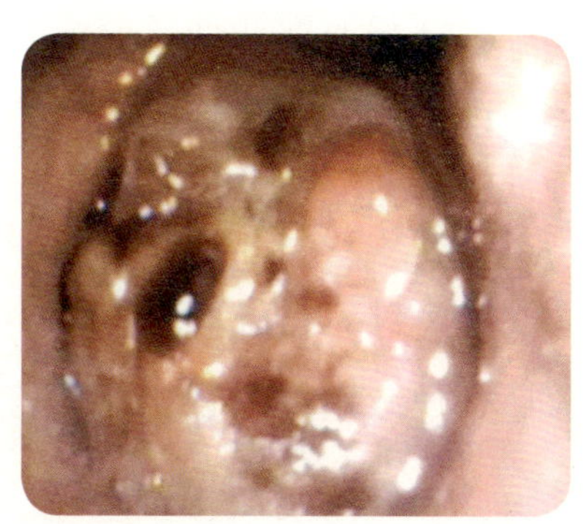

菜花型

另外还需要注意几种特殊的鼻咽癌，虽在临床上发病率较低，但是值得重视。

鼻咽囊性腺样上皮癌

这种类型的鼻咽癌发病率低，肿瘤的特征主要表现为局部浸润性生长，对周围组织的破坏更深、更广，破坏最多发生在鼻咽黏膜下隆起处，并且对脑部神经和颅底的破坏达到80%以上。这种类型的患者，在就诊时大多数都已发展到晚期，但是淋巴结的转移较低分化鼻咽癌明显低，而发生远处转移的风险更高，发生血行转移最常见的部位是肺。

在患者就诊时，由于大多数患者颅底局部侵犯更明显，而MRI和CT相比较而言，前者对颅底局部受侵的显像更清晰，因此，在检查时，建议患者行MRI检查。这样有利于医生对肿瘤侵犯范围的观察，更有利于临床的分期和分级，做出最优化治疗靶区，从而达到最佳的治疗效果。

在治疗方面，这类肿瘤大多数对放疗不如低分化鼻咽癌敏感，放疗时肿块的消退速度缓慢。因此，对于比较特殊的部位，可以选择手术治疗或者手术+放疗，比如发生在顶壁和顶后壁的小肿块。但是，大多数的这种类型的肿瘤侵犯的范围深且广泛，手术难以切除干净，所以，放疗依然是治疗的主要方法。

这种类型的肿瘤进展相对缓慢，部分患者虽患有肿瘤，但是带瘤生存的时间仍然较长。在目前，这种肿瘤是不可治愈性的癌，上文中已说到手术和（或）放疗的治疗手段，都不可能完全地消灭肿瘤，而且无论治疗后肿瘤是否消退，都会不同时发生复发或者转移。值得注意的是，无论是复发还是有肺转移、骨转移，患者带瘤生存的时间可长达2~3年以上。

少年儿童鼻咽癌

这种类型的鼻咽癌发病率也较低，根据报道显示，最小的年龄为 3 岁。既然是儿童和少年发生的鼻咽癌，那么就要注意要与纤维血管瘤、腺样体肥大、恶性淋巴瘤等疾病相互鉴别。尤其是腺样体肥大在儿童中常见。

儿童期鼻咽癌大多数对放疗敏感，因此，放疗依然是其主要治疗方法，肿瘤对于放射线的反应良好，治疗后的患者存活率也较高。

根据文献报道，小于 16 岁的鼻咽癌患者放疗后 5 年生存率大多达到 60% 以上。对于有些晚期的鼻咽癌患者，就诊时已发生鼻咽出血或颅底破坏和远处转移者，经过正规的放射治疗后，仍可以获得很好的疗效。

需要注意的一点是，要特别警惕放射线对正常组织的损伤，因为儿童与成人不同，正处于生长发育的时期，如果正常的组织受损伤严重，比如脑、垂体和甲状腺等重要组织器官，所产生的放射性后遗症对儿童的影响将远远大于成人，儿童的生活质量将长期受到影响。比如上述提到的组织器官严重受损时可能导致的并发症有身体生长迟缓、生长发育受限，可能导致侏儒、性发育障碍、放射性龋齿、甲状腺功能低下、白内障等后遗症。因此，对于儿童鼻咽癌放疗射线的剂量，照射范围则更应该谨慎，避免发生严重的并发症，显著降低儿童的生活质量。

妊娠期鼻咽癌

一般情况下女性的鼻咽癌预后情况较男性略好，但是，在妊娠期或者哺乳期发生的鼻咽癌，其预后差，而且病情发展较快，很容易在短期内快速增大，发生血行转移的风险也高，往往导致很差的预后。在特殊的妊娠期和哺乳期，患者接受放疗或者化疗，其毒副作用更为明显，全身不良反应更大。患者因为不能耐受而不能按照正规的方案进行治疗。对于这类患者，终止妊娠也不能明显的改善预后。所以，在育龄期的患者，发

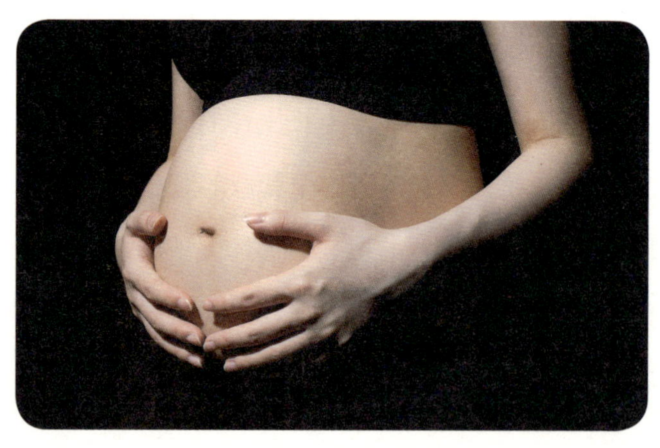

现了早孕者要及时终止，而且在完成常规的放射治疗后要避孕2~3年以上。

由于妊娠过程对于女性来说有很多的变化，首先是内分泌环境变化，心脏、肝脏、肾脏的负担加重，康复期间形成的生活方式要改变，饮食习惯要改变，照顾孩子需要精力，所以综合这些情况，必须要考虑肿瘤是否稳定，复发或转移的风险有多高。患者需要咨询妇产科和肿瘤专家对病情进行严格的评估，根据个体情况认真考虑和决定。

鼻咽癌的分期

2009年国际抗癌联盟对鼻咽癌UICC分期具体如下：

T	Tis	原位癌
	Tx	未发现癌灶
	T_1	局限于鼻咽腔或累及口咽或鼻腔，无咽旁间隙受侵
	T_2	肿瘤侵犯咽旁间隙
	T_3	肿瘤侵犯颅底骨结构和（或）鼻窦
	T_4	肿瘤侵及颅内和（或）脑神经、颞下窝、下咽、眼眶、颞下窝或咀嚼肌间隙

N	N_0	无区域淋巴结转移
	N_1	锁骨上窝以上单侧颈部淋巴结转移，最大直径≤ 6 厘米；和（或）单侧或双侧咽后淋巴结转移，最大直径≤ 6 厘米
	N_2	锁骨上窝以上双侧颈部淋巴结转移，最大直径≤ 6 厘米
	N_3	颈部转移淋巴结的最大直径 >6 厘米，锁骨上窝淋巴结转移
M	M_0	无远处转移
	M_1	有远处转移

临床分期：

解剖分期	T	N	M
0	Tis	N_0	M_0
I	T_1	N_0	M_0
II a	T_2	N_0	M_0

Ⅱb	T_1	N_1	M_0
	T_2	N_1	M_0
Ⅲ	T_3	N_0	M_0
	T_3	N_1	M_0
	T_3	N_2	M_0
	T_1	N_2	M_0
	T_2	N_2	M_0
Ⅳa	T_4	N_0	M_0
	T_4	N_1	M_0
	T_4	N_2	M_0
Ⅳb	T_1	N_3	M_0
	T_2	N_3	M_0
	T_3	N_3	M_0
	T_4	N_3	M_0
Ⅳc	任何 T	任何 N	M_1

目前常用的鼻咽癌 AJCC 第八版 / 中国 2017 版分期如下：

T	Tx	原发肿瘤无法评估
	T_0	未发现肿瘤，但有 EBV 阳性且有颈部转移性淋巴结
	T_1	肿瘤局限于鼻咽或侵犯口咽和（或）鼻腔，无咽旁间隙受侵
	T_2	肿瘤侵犯咽旁间隙，和（或）软组织受累（翼内肌、翼外肌、椎前肌）
	T_3	肿瘤侵犯颅底骨质结构、颈椎、翼状结构，和（或）鼻旁窦
	T_4	肿瘤侵及颅内，有颅神经、脑神经、颞下窝、下咽、眼眶、腮腺受累，和（或）有超过翼外肌的外侧缘的广泛软组织受侵
N	Nx	无法评估区域淋巴结
	N_0	无区域淋巴结转移
	N_1	单侧颈部和（或）咽后淋巴结转移（不论侧数）：最大直径 ≤ 6 厘米，且位于环状软骨下缘以上区域
	N_2	双侧颈部淋巴结转移：最大直径 ≤ 6 厘米，且位于环状软骨下缘以上区域
	N_3	颈部淋巴结转移（不论侧数）：最大直径 > 6 厘米，和（或）位于环状软骨下缘以下区域

M	M_0	无远处转移
	M_1	有远处转移

临床分期：

0 期	$TisN_0M_0$
Ⅰ期	$T_1N_0M_0$
Ⅱ期	$T_{0-1}N_1M_0$，$T_2N_{0-1}M_0$
Ⅲ期	$T_{0-2}N_2M_0$，$T_3N_0-2M_0$
ⅣA 期	$T_{0-3}N_3M_0$ 或 $T_4N_{0-3}M_0$
ⅣB 期	任何 T、N 和 M_1

注释：颅神经受累定义为影像学（MRI）和临床检查同时有颅神经受侵和麻痹；N 分期中颈部淋巴结最大径定义为影像学（MRI 或 CT）上轴位、矢状位或冠状位任一断面上所测量最大径；融合淋巴结测量：融合后的整个淋巴结中心所在层面上的最大径；对于下颈淋巴结分区可参照 RTOG 颈淋巴结分区标准（即采纳了中国鼻咽癌 2008 分期颈淋巴结分区标准），如出现颈淋巴结跨区转移，则以淋巴结下缘跨入的分区作为界定 N 分期的标准。

鼻咽癌的治疗

90% 以上的鼻咽癌病理类型是对放射线敏感的非角化性未分化癌，总的来说 80% 以上的鼻咽癌经过正规医院的正规治疗后能完全康复。鼻咽癌所处解剖位置复杂，手术完全切除有难度，且鼻咽癌对放射线敏感，治疗原则是以放疗为主的综合治疗。鼻咽癌的治疗方法要根据肿瘤大小、肿瘤范围、患者身体状况、患者经济情况等方面综合考虑。

放疗

放疗是鼻咽癌目前最主要的治疗方法，通过放射线照射肿瘤部位杀死癌细胞。

放疗的目的是对早期患者做到三个尽可能：尽可能获得长期生存；尽可能降低及减轻放疗并发症的发生程度；尽可能提

高患者的生活质量。对于晚期患者，争取获得局部区域控制；采用综合治疗，多学科会诊，尽可能延长患者的生存期；尽量使早期并发症控制在患者的可耐受范围内；在保证局部区域控制的基础上，尽量降低晚期并发症的发生和严重程度。

放疗禁忌证：有严重的难以缓解的并发症；多发性远处转移致恶病质；同一部位多程放疗后肿瘤未控制、复发或再转移；需再放疗的部位已发生明显严重后遗症；有高危出血者；无法耐受放化疗者；无法配合治疗者等。

放射治疗原则如下：

不同期别	治疗原则	放疗技术	
早期（Ⅰ/Ⅱ）	单纯根治性放疗	IMRT/IGRT为主	单纯外照射 对于部分 T_1 和 T_2 病变小的患者可采用单纯外照射 + 腔内近距离治疗
局部晚期（Ⅲ/Ⅳ期M0）	综合治疗	IMRT/IGRT为主	同步放化疗 同步放疗 + 靶向治疗 诱导化疗 + 同步放化疗 / 单纯放疗 同步放化疗 / 单纯放疗 + 辅助化疗 对于颈部有大淋巴结患者可放疗同步局部热疗

残存病灶的处理	个体化治疗		观察浅表残留，采用腔内近距离局部加量，对于深部残存，X 刀补量 手术完整切除，根据情况采用内镜或开放手术
远处转移（M_1）	化疗为主		多脏器发生转移：化疗为主 单纯脏器单一转移：化疗 + 放疗 肝脏转移：放化疗或者介入治疗 少数情况可以考虑手术
局部复发	局部治疗		早期：首选内镜下激光手术或开放手术，或 IMRT/IGRT+ 腔内治疗 晚期：同步放化疗 / 单纯放疗
区域复发	手术治疗为主		首选手术：局部转移淋巴结切除或区域性颈清扫，酌情术后放化疗

IMRT：调强放疗　　IGRT：影像引导放射治疗
引自《放射肿瘤治疗学》第五版

新辅助性化疗

在放疗前先进行的化疗，即诱导化疗，诱导化疗联合放疗是鼻咽癌治疗的热点，它的作用可以抑制肿瘤细胞的着床，从而杀灭这些身体内的肿瘤细胞，减少临床上的转移灶。大量研究表明，诱导化疗后大体肿瘤靶区的体积较化疗前缩小。因此，诱导化疗能够杀灭微小转移病灶，缩小放疗照射范围减少射线对正常组织的照射等。

到目前为止，随机研究显示诱导化疗可以降低远处转移率，而且对提高局部控制率和无肿瘤生存率也有一定作用，但并不能提高总生存率。因此，诱导化疗不能替代同步放化疗作为标准治疗。临床上应用的诱导化疗的药物主要为含铂类的多药化疗方案。

同期放化疗

同期放化疗即放疗与化疗同期进行。由于鼻咽癌对放疗和化疗均敏感，首先利用化疗药物的协同作用，杀灭了相当数量的癌细胞，促使肿瘤细胞时相的增殖发生再分布，使肿瘤细胞进入增殖周期，为后面的放疗能够杀伤更多的癌细胞，减少复发提供机会。有研究者对晚期的患者进行研究发现，同期放化疗对于中晚期鼻咽癌有重要意义，许多研究认为局部治疗失败特别是颈部淋巴结复发和远处转移的发生是正相关的，因此同期放化疗提高了生存率，能够提高高危远处转移鼻咽癌患者的生存率、局控率、肿瘤近期消退率，虽然降低远处转移率同时增加了毒副反应，但是毒副反应一般都在患者的耐受范围之内。

对于同步放化疗最佳化疗药物和方案尚有争议。目前，常采用的方案是单药或单药 / 联合用药，每 3 周一次；单药小剂量每日给药等。有大型病历荟萃分析认为加入化疗可以提高中晚期鼻咽癌患者的生存率，而且主要是同步放化疗的作用。分析还指出，含顺铂的化疗方案效果较好，虽然近年来有研究报道，同期化疗应用卡铂或者其他铂类可取得与顺铂类似的疗效，对黏膜和肾毒性降低，在没有取得更明确的临床证据之前，顺铂仍为同期化疗的首选。

辅助化疗

辅助化疗是指在鼻咽癌放射治疗后进行的化疗。理论上，其作用是对部分肿瘤残留、转移风险高的患者，杀灭放射治疗后局部残留的肿瘤细胞及全身亚临床的转移灶，并有可能推迟远处器官发生转移的时间。目前辅助化疗的临床研究不多，但是有研究表明，根治性放疗后的辅助化疗无明显治疗增益，而且会增加毒副反应，对生存时间并没有很大的影响。而且，放疗后的患者身体本来就很虚弱，再加上化疗，会使患者受到更重的打击，难以坚持完成辅助化疗，并且也不利于患者的恢复。

因此，辅助化疗不是常规治疗方式。辅助化疗的应用要慎重，应该选择有远处转移风险且估计能耐受多程化疗的患者。

在临床上并不只是单一的化疗方式，更多情况下根据患者的病情将各种化疗方式不同组合进行综合治疗，比如同时期放化疗 + 辅助化疗方案，这种组合方案考虑到同时期放化疗中剂量较低，对远处转移的作用不肯定，而辅助化疗的目的是减少远处转移的发生。多项研究证实了同期放疗、化疗 + 辅助化疗较单纯放疗治疗局部晚期鼻咽癌可以提高生存率，但是同期放化疗 + 辅助化疗较单纯同期放化疗进一步提高生存率仍需要进一步临床研究。而且这也需要根据患者身体的实际耐受情况而定。由于辅助化疗的依从性差，而且研究也显示了诱导化疗可以降低远处转移率，而且对提高局部控制率和无瘤生存率也有一定作用，因此临床上进行诱导化疗 + 同时期放化疗组合方案，先行诱导化疗后再行同时期放疗、化疗。主要的增益有鼻咽癌诱导化疗后肿瘤的缓解率高，肿瘤负荷减轻；化疗药物更易进入未照射的肿瘤区域。有研究显示，这种组合方案对局部晚期鼻咽癌患者有助于改善其无进展生存率和（或）总生存率，同时患者对诱导化疗的耐受性优于同时期放化疗后的辅助化疗。

其他

靶向治疗　靶向治疗目前已成为提高癌症患者疗效的新治疗手段，在细胞分子水平上，针对已经明确的致癌位点的治疗方式，类似于定点爆破。目前主要是 EGFR 小分子酪氨酸激酶抑制剂 TIK、EGFR 单克隆抗体等、血管内皮生长因子（VEGF）抑制剂等靶向治疗。EGFR 单抗在头颈部鳞状细胞癌的疗效已得到多项研究证实。在 Bonner（英国学者邦纳）等报道中，放疗联合西妥昔单抗对比单纯放疗治疗局部区域晚期头颈部鳞状细胞癌的Ⅲ期临床试验，研究结果证实放疗联合西妥昔单抗可延长局部控制时间，降低死亡率，但不增加放疗相关的常见不良反应。鼻咽癌细胞中 EGFR 表达率高达 80%~90%。

免疫治疗　通过体外方式补充或者强化体内原有的免疫系统，从而让免疫系统强大到足以杀死肿瘤细胞。主要是使用程序性死亡受体 -1（PD-1）抗体、程序性死亡受体配体 -1（PD-L1）抗体、细胞毒 T 淋巴细胞相关抗原 4（CTLA4）抗体、LAG3 等抗体，可用来解除肿瘤导致的免疫抑制及过继免疫治疗（将浸润到肿瘤组织内的淋巴细胞在体外培养，扩增肿瘤特异性淋巴细胞到一定数量后回输到患者体内，达到杀灭肿瘤细胞的目的）。

2017 年，《临床肿瘤学期刊》（Journal of Clinical Oncology）公布的 KEYNOTE-028 研究结果表明，大名鼎鼎的“K 药”PD-1 单抗（帕博利珠单抗）在 27 位入组的晚期鼻咽癌患者中获得了 25.9% 的客观有效率，且耐受性良好。这一研究成果的诞生，意味着 PD-1 单抗也能成为攻击鼻咽癌的又一“武器”。我国中山大学肿瘤防治中心也宣布，鼻咽癌的研究取得了重大突破，相关研究结果近日发表在国际权威学术期刊《柳叶刀 · 肿瘤》。研究显示，由我国自主研发的 PD-1 单抗（卡瑞利珠单抗）单用或联合 GP（顺铂 + 吉西他滨）方案对复发或转移鼻咽癌患者疗效显著，耐受性良好。

中医中药治疗　中医中药治疗可对缓解放、化疗对人体的毒副作用有帮助。

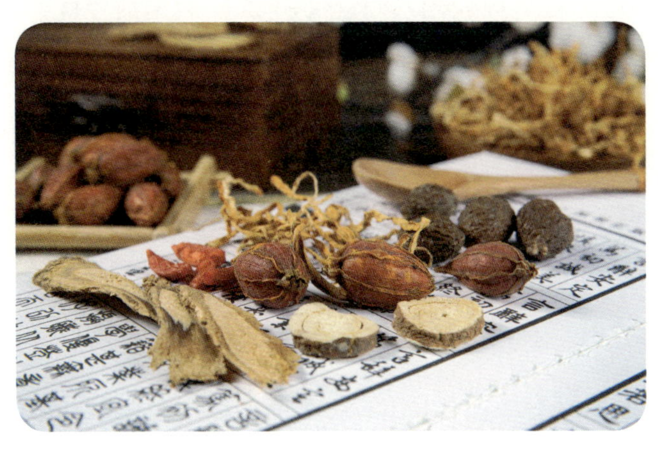

鼻咽癌治疗的效果

随着社会的进步，诊断设备和技术在不断发展，人们对健康也越来越重视，现在鼻咽癌的早期发现比例在增加，放射治疗的设备也在不断完善，综合治疗的方法也在改进，放疗的疗效有了显著的提高。早期病变的局部控制率可达到70%~90%，但是远处转移率仍很高，依然是治疗失败的主要原因。根据中国医学科学院肿瘤医院对该院的患者进行分析结果显示：Ⅰ~Ⅳ期5年生存率分别为95.5%、87%、76.9%、66.9%。

随着IMRT（调强放疗）的应用，可以更加准确地确定靶区和分期，在正常组织可耐受的情况下，提高肿瘤区域的剂量。根据研究表明，IMRT技术下的放疗鼻咽癌患者局部控制率提高，总生存率都有所增加，10 年的总生存时间提高了 10%~15%。IMRT 显著提高了鼻咽癌的疗效。

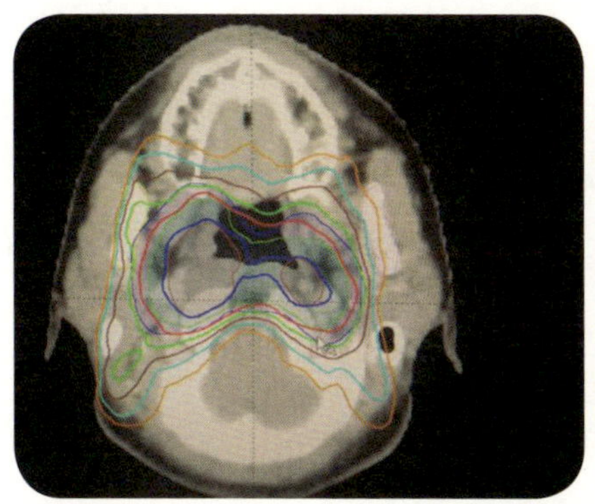

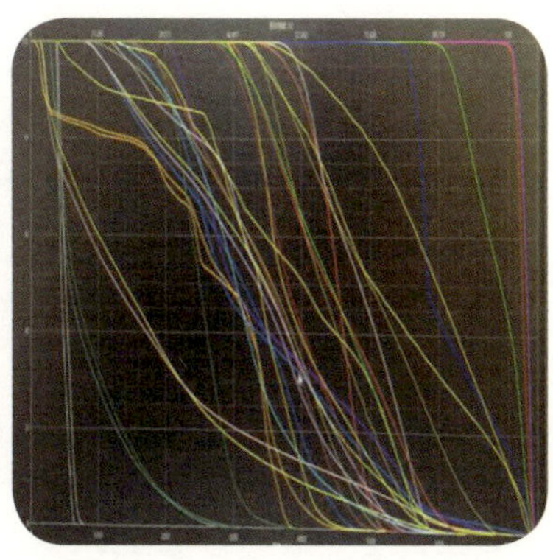

剂量曲线分布和正常器官剂量

放疗前的准备工作

放疗前患者的准备工作

剪齐耳短发，口腔科就诊做好放疗前口腔准备工作，准备棉质的圆领（低领）短袖或者开衫（避免放疗后颈部皮肤摩擦及方便放疗前脱衣服）。

放疗前医生的准备工作

需要对患者的一般情况进行评估，了解患者的年龄、身高、体重、营养状况、是否有贫血状态、心理状况及有无并发症，若有并发症，要积极治疗，提高患者对治疗的耐受性，减少可能影响放疗敏感性和治疗精度的因素，如控制血糖、抗乙肝病毒治疗、胃溃疡治疗，必要时对进食困难的插胃管或者胃造瘘。

对患者进行全面的检查，如体格检查、血液检查、镜检、影像学检查、病理确诊等有助于准确分期和确定肿瘤的范围，预测放疗的敏感性、远处转移特性，以及预测预后，有助于个体化治疗方式的选择。

多学科医生会诊，全面了解患者病情，对患者的治疗方式及并发症的治疗、放疗后的营养指导及心理指导做出最优化的方案。

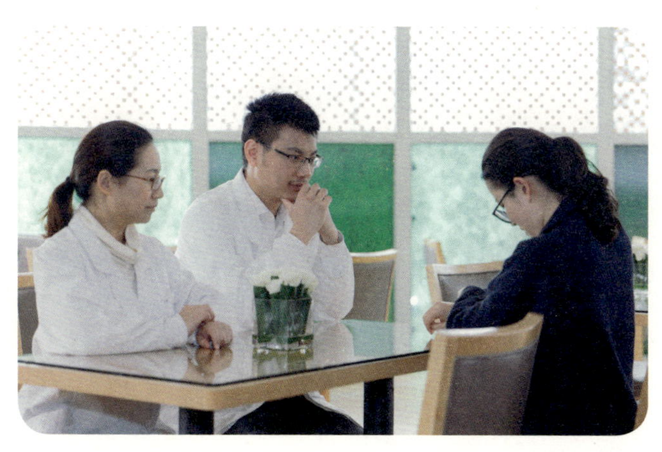

放疗科、肿瘤内科以及影像科医生会诊

临床医生对患者的一般情况进行评估，影像科医生结合影像资料对患者的病变确定分期，为患者确定最合理的治疗方案，并告知治疗期间会出现的并发症和可能用到的处理方法。

营养师

放疗的过程中患者会出现一系列的并发症，如唾液腺的损伤，味觉减退，恶心呕吐等胃肠道反应，照射部位皮肤疼痛，这些都会影响患者进食，患者会出现体重下降、贫血、低蛋白血症等营养问题。体重下降可能会降低治疗的疗效，而且也会降低患者对放疗的耐受，有些患者因为不能耐受从而推迟或减少放疗的次数。营养师搭配的营养膳食对患者的抗肿瘤能够增加患者的免疫力以及治疗效果，使治疗能够按照计划顺利完成。

在治疗期间保持稳定的体重，即体重变化在 5% 之内，补充的食物就非常合理。专业一点按照能量消耗管理。对于能够下床活动的患者，按 25~35kcal/kg/d（非肥胖患者实际体重）估算能量，对于卧床患者，按 20~25kcal/kg/d（非肥胖患者实际体重）估算能量。

蛋白质　肿瘤患者每天需要的蛋白质其实比健康的人要多，因为这个时候不仅仅你自身需要蛋白质，肿瘤细胞也在消耗蛋白质，而且速度更快。因此，在抗肿瘤过程中，营养师应该制订合理的饮食，蛋白质应该达到其 1.2~2 倍，最好是摄入优质蛋白。动物蛋白质优于植物蛋白质，因为动物蛋白能更好地吸收，吸收更多。有的患者觉得生病期间不能吃太油腻，因而不吃肉。这种想法是错误的，肉类可以补充营养，当然，也不能只吃肉，要提倡荤素搭配，蔬菜能够提供膳食纤维，避免便秘。吃肉也是有讲究的，不能瞎吃，尽量少吃红肉，少吃加工肉（如腌制的腊肉、火腿肠、肉肠等）；多吃白肉（鱼类、鸡肉等），每周推荐食用白肉 2~4 次，鸡蛋也是个好东西，富含丰富的蛋白质，而且价格相对于肉来讲便宜，每天早上可以吃 2 个。不要因为觉得可以吃就吃很多，任何东西吃进肚子里面，都会需要胃肠的消化，肝肾的排泄等，如果食入过多，就会增加胃肠道的负担,造成消化不良、腹胀、排便不通畅等问题，因此，少吃多餐，精吃，不能盲目地吃。对于放化疗胃肠道损伤患者，本身胃肠道的黏膜就受到损伤，推荐制作质软的食品。蛋白质按 1~1.2g/kg/d（非肥胖患者实际体重）供给，对于已经存在营养不足及恶病质患者按 1.2~2g/kg/d（非肥胖患者实

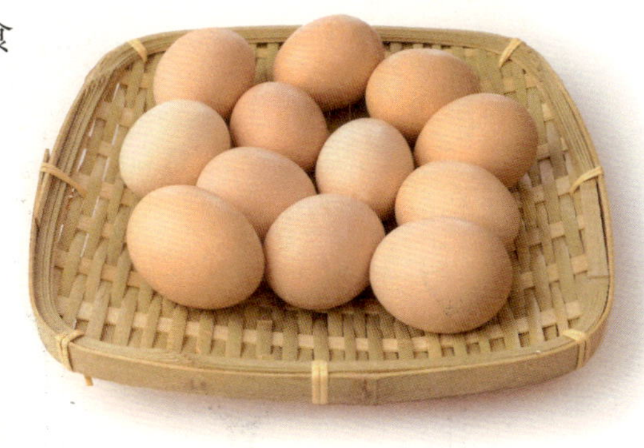

际体重）供给。

脂肪与碳水化合物 推荐提高脂肪的供给量，与碳水化合物的供能比可达1∶1。植物油优于动物油，水生动物油优于陆生动物油。多年生植物如茶油、橄榄油优于一年生植物如玉米油、菜油。肿瘤患者应适当提高膳食中的脂肪含量，n–3脂肪酸（鱼油、胡桃油、亚麻籽油等）、n–9脂肪酸（橄榄油）值得推荐。供给足够的碳水化合物，可以减少蛋白质的消耗，保证蛋白质的充分利用。最好是每天粗粮、细粮都吃一些，肠胃不好的患者可以熬一些富含营养的粥。

矿物质及维生素 推荐蔬菜摄入量为300~500g，建议摄入各种颜色蔬菜、叶类蔬菜，水果摄入量为200~300g。不太推荐使用榨汁机，因为水果的营养成分不仅仅是果汁，还有果

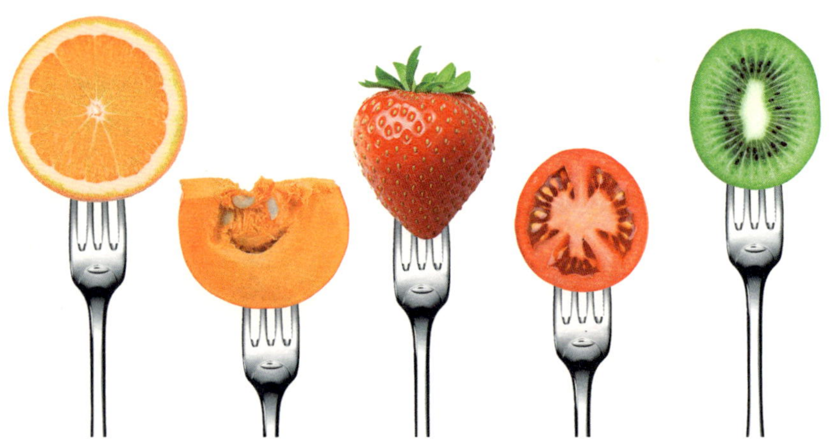

肉里的纤维。实在要用，那推荐用食物搅拌机把果肉和果汁都打到一起。在矿物质及维生素没有缺乏的情况下，不建议额外补充。

液体量　液体量按 30~40ml/kg/d（非肥胖患者实际体重）来估算。如果食欲不太好，可以考虑在餐间饮水，用餐的时候干稀分开，不太容易有饱腹感，可以多吃一些。另外，食欲差的时候，饮水量可以一半由流质食物或奶制品等来代替。在癌症治疗期间还要注意差异化管理，部分患者放疗前由于营养不良，专科营养师会按照标准进行营养治疗。而放疗后护理会严格根据患者肠道恢复速度，执行个体化管理并建议患者逐步补充不同食物。一般肠道功能恢复后，可以适当补充肠道内营养素。在化疗以及放疗期间，由于治疗毒性，胃肠道功能减退，摄入食物量不宜过度，避免加重胃肠负担。早餐提前、晚餐推后，早餐吃些清淡易消化的食物，如稀饭、面条、牛奶、鸡蛋羹等，饮食宜温凉，忌热、忌甜、少量多餐，进餐后不要立刻平躺。如果出现恶心甚至呕吐时，可以试着口含薄荷糖、柠檬糖、润喉糖、生姜或蜜饯减轻恶心。从食用新鲜米汤、藕汁等护胃食物开始，使胃肠在吸收营养的同时得到充分休养，逐渐过渡到蛋羹、肉末粥、挂面汤等半流质食物。如果能量补充不足，必须补充专用的营养制剂，营养制剂应尽量选择高能量密度配方（喝少量营养品，即可提供尽可能多的能量和蛋白质），高蛋白配方（蛋白质是肿瘤患者最需要的），口感要好（患者能够长期补充），渗透压低（不容易腹泻）的。在补充营养制剂的早期，一定要缓慢，从小量开始，像品茶一样，不然肠道会不适应高浓度的营养制剂，导致腹泻。要适当加热，用热水隔

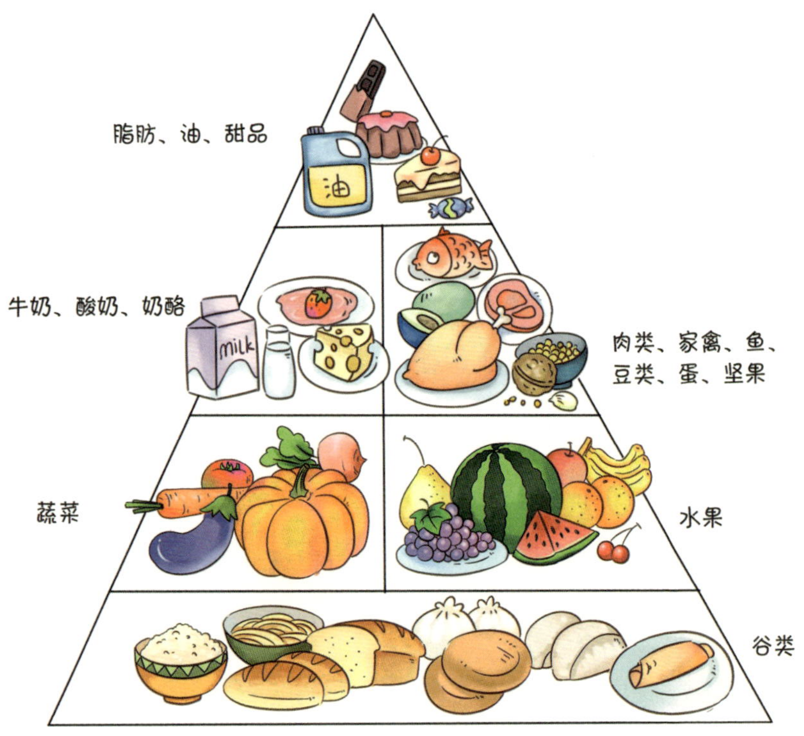

杯温热即可。如果仍然出现腹泻，要考虑减少剂量，或者更换配方，因为每位患者的肠道适应性不一样，要个体化管理。适应了以后再逐步加量，一般在 3~5 天达到目标需要量。腹泻时少量多餐，吃软、易消化、低油脂、少渣食物，不吃生冷、容易胀气、隔夜食物，用酸奶代替牛奶，多食用苹果、胡萝卜等含果胶的食物。对于一些并发症较严重的，应该给予鼻饲管或者胃造瘘，充分保证患者的营养摄入。

皮肤护理

为了预防出现严重的皮肤反应，患者应该注意以下几个方面：尽量保持受照射区域的通风，穿低领的衣服，不要裹得严严实实，包着受照射区的皮肤；保持皮肤干燥清爽；不要使用酒精、肥皂、沐浴露清洗；尽量穿棉质衣物减少摩擦；在放疗前不要涂抹短时间内难以吸收的药膏，因为如果这些药物难以吸收，在放疗过程中会导致皮肤药物剂量升高，加重皮肤损伤；对于严重的皮肤反应，如溃疡、感染，必要时需要停止放疗。千万不要使用油性东西涂抹皮肤，尤其有些患者以讹传讹使用茶油涂抹皮肤和含服，那样只会加重副反应。

注意口腔卫生

目前，鼻咽癌患者放疗后伴随而来的一大并发症就是颌骨放射性坏死，这是由于放射线引起骨细胞或者骨营养血管损伤、血管循环障碍而产生的骨块或骨片的坏死。颌骨的放射性坏死严重影响患者的生存质量。

其实，颌骨放射性坏死的治疗一直都是一大难题。颌骨的放射性坏死一旦发生，即不可逆转，且组织的放射性损伤还具有累积的效应。所以，对于患者而言，治疗前的准备工作很重要，如果忽略这一环节，就可能带来很多痛苦。临床上也有一些患者在没有经过口腔护理的情况下直接接受放疗，结果放疗不久后就出现口腔溃疡、吃东西疼痛、口干、痰多、吞咽困难、

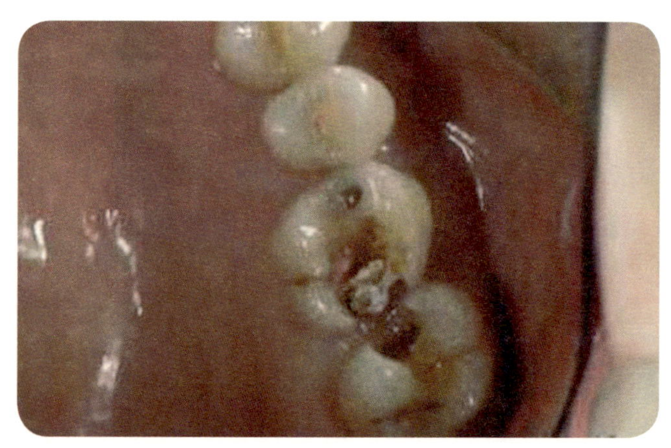

张口困难，只能吃流质等表现。而随着病情进展，如果牙齿出现炎症，大量的细菌会侵袭牙周、牙髓，最后在牙体龋坏的基础上发生放射性骨髓炎。

因此，在放疗前须对患者的口腔及牙齿进行全面的检查以及口腔清洁。具体如下：

清洁	清洁牙齿表面的牙结石、色素斑和其他沉淀物，以减少牙齿表面的致病菌
刮治	牙龈下面有小牙石，需要把牙龈下的小牙石刮去。做完口腔清洁之后，服用一些消炎药，保证了口腔的清洁、健康，洁牙一周后就可以做放疗了。如果发现有牙病，应该做彻底的规范治疗。对患牙进行拔除等其他处理措施，保证放疗顺利进行，同时也能够减少并发症的发生。金属牙套一定要取出，不仅会影响 CT、MRI 判断肿瘤分期的结果，也能够增加放射性的损害

一般性的口腔处理完成后，间隔 2~3 天即可开始放疗，但是对于一些创伤较大、拔牙数量多、老年患者、糖尿病患者、高血压患者等有其他并发症的患者、口腔卫生差的患者则不严格要求 2~3 天开始放疗，而是根据患者的具体情况，给予处理。比如拔牙的患者要好好休息 1~3 周，甚至更长的时间，这样利于创面的修复，降低颌骨放射性骨髓炎、骨坏死的发生率。

不仅仅在放疗前需要口腔的护理，在放疗中和放疗后仍然需要对患者进行口腔护理的指导。指导患者养成早晚刷牙的好习惯，饮食后需要漱口，不要吃太冷、刺激、油炸的食物，要多饮水，保持口腔的湿润。在放射治疗过程中，如果出现口腔的不适应，应立即向管床医生汇报，采取相应的治疗措施。

心理指导

肿瘤患者在接受治疗的过程中，尤其经过长时间的放疗，患者会因为其放疗的副作用、化疗药物的毒副反应和常人难以忍受的癌症疼痛等，使患者更容易出现紧张、焦虑、抑郁、烦躁、情绪低落、意志消退等悲观心理，会对治疗丧失信心，依从性降低，食欲下降，甚至导致患者放弃治疗。而且，患者的这些

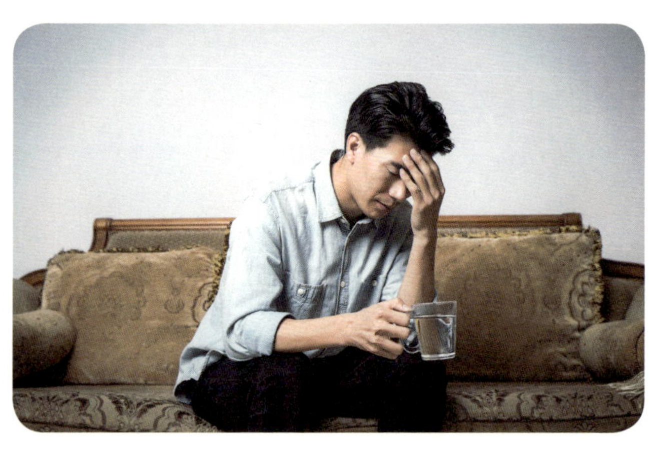

不良情绪会加剧病情恶化的程度和速度。越来越多的资料表明，重视肿瘤患者心理治疗，不仅利于患者的治疗和康复，还有利于肿瘤的消退。因此调整患者心态，进行护理极其重要。目前心理医师比较缺乏，所以放疗临床的医生往往会承担起部分心理医生的职责，向患者解释治疗方案和具体的治疗方法，放疗中可能会出现的并发症以及如何减轻并减缓并发症的发生，在并发症出现时应采取的处理措施，应该接受的治疗，使患者能清楚地了解放疗的过程，增强患者战胜疾病的信心。

放疗前并发症的处理

有些患者在入院时通过病史采集并不知道自身患有高血压、高血糖或者其他疾病，所以入院后的检查非常重要，对于血压偏高较多、血糖偏高较多的患者一定要注意，避免较咸、含糖量较高的饮食，要低盐、低脂、低糖的饮食。

若患者有明确的其他基础疾病的，如高血压、高血糖、心脑血管疾病、乙肝病史、胃溃疡等，都要经过专科医生的会诊，根据专科医生的意见，采取相对应的措施，把相关指标控制在尽可能正常范围和控制患者的症状，以确保放疗过程的安全性和治疗的效果。

放疗前明显不适症状的控制

有些患者在治疗前就已经出现肿瘤压迫脑内的神经，患者出现明显的头痛，严重影响患者的精神、睡眠和饮食，可使患者的体重发生明显下降，这个时候可以用止痛药来缓解患者的头痛症状，但是头痛药物的使用应该严格按照癌痛的阶梯镇痛方案进行给药。口服镇痛药是肿瘤缓解疼痛的首选方法，这种方法安全、经济、有效。

关于治疗你可能会问医生的问题

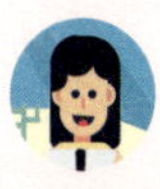

放射治疗时间是怎么安排的?

一般采用每天照射一次，每周照射五天，周末两天休息，这样有利于正常组织恢复。

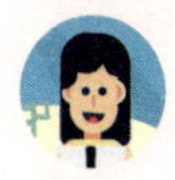

放射治疗的流程是怎样安排的?

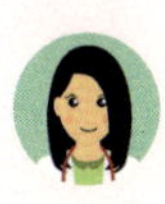

第一步　全面检查，各种生化检查：血常规、血生化、EBV-DNA 检查，必要时甲状腺和垂体功能，纤维鼻咽镜检及活检病理学检查；各种影像学检查：鼻咽 CT/MRI，胸部 CT，超声，骨扫描等，上面提到的多学科会诊等。根据这些检查结果做出临床诊断和分期。

第二步　定做面罩等固定每次放疗的位置，CT 扫描模拟定位，为放疗计划提供最基本的影像资料，图像上传治疗中心后，医生在定位 CT 和磁共振融合图像上逐层勾画患者的照射范围（耗时较长，一般 4 小时左右）。

第三步　物理师做计划，确定放射源的选择，射线种类设置，能量及剂量的分配。

第四步　医生确认方案是否可行，若可行，则进行下一步的放疗；若方案不通过，则需要重新设计治疗计划。

第五步　放疗计划通过后，患者需在医生的陪同下进行第一次放疗前的摆位验证，验证患者在实际照射中的各种误差是否在安全允许范围之内。

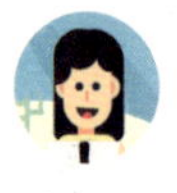

治疗过程中能否食用保健品?

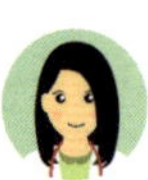

蜂蜜、核桃粉、蛋白粉、维生素、虫草、燕窝、阿胶等可食用，但基本上保健品都没有大规模临床试验验证，安全性和有效性都有待考证。

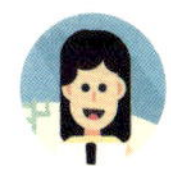

在鼻咽癌治疗过程中能否吃中药?

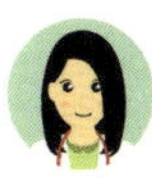

中医治疗疾病的特点是辨证施治，在治疗肿瘤时也是基于此。但是目前经过证实的鼻咽癌的治疗方法有放疗、化疗等，对于中药治疗这方面没有过多的研究，但是，中药以扶正固本的治疗原则，可以调整机体的腑脏功能，提高免疫力，增强体质，改善症状。在一项研究中发现，中医药的双向调节功能对维护患者的生存质量有作用，主要表现在能够平衡免疫系统，纠正机体某些方面的失调。扶正中药具有补气、养血、滋阴、助阳的功能，能够改善患者的恶液质状态，对虚弱的患者可提高生存质量的效果。另外，中医药可以调节患者的精神状态，改善睡眠，减少抑郁症的发生；活血、通络、行气的中药具有止痛的效果；有一些中药还可以促进化疗患者的头发再生，增加食欲。但是不能盲目地吃中药，而是要到正规医院的中医科进行治疗，目前网上信息多且乱，一定要谨防一些诈骗广告，不要被骗。

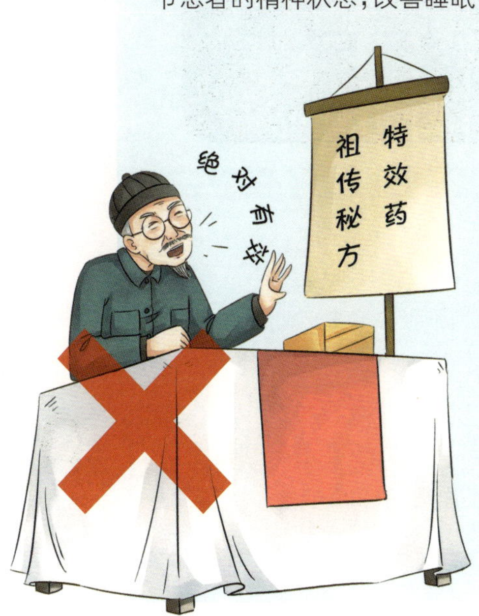

鼻咽癌患者需不需忌口?

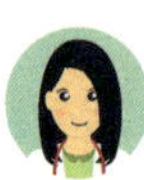

目前有证据证实能增加肿瘤复发和转移风险的食物有:烟酒，霉变食物，烧烤，腌制、煎炸的动物食物。一般食物虽然没有禁忌，但都要讲究度，建议营养均衡。放疗期间患者副反应大，建议避免辛辣刺激油煎油炸海鲜等食物摄取。

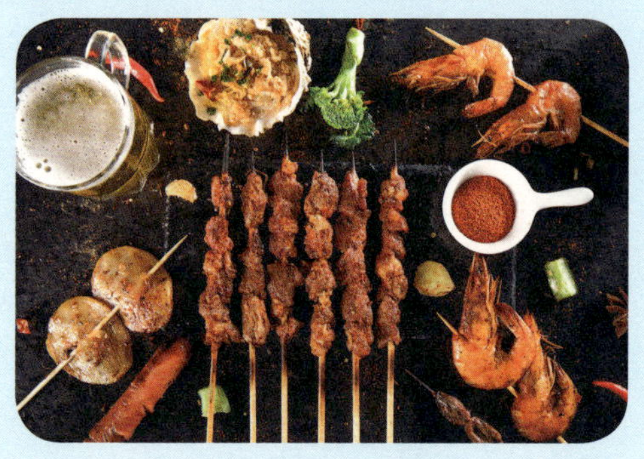

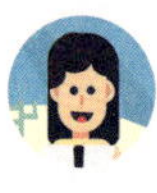

现在已经确定放疗是鼻咽癌的首选治疗方法，为什么在放疗前还要做化疗?

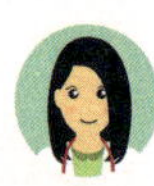

随着医学的进展，鼻咽癌的 5 年生存率已达到了 80% 以上，但是局部晚期鼻咽癌患者治疗失败的主要原因还是局部的复发和远处

转移，因此，放化疗综合治疗成了鼻咽癌主要治疗手段。诱导化疗能够使鼻咽癌的大体肿瘤体积明显缩小，提高肿瘤的局部控制率。对于某些鼻咽癌的患者来说，在放疗前进行诱导化疗是有必要的。

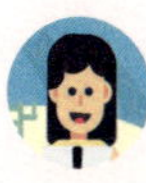

接受过诱导化疗后肿瘤的体积有缩小，那么是否意味着放射治疗时的靶区也相对应的缩小呢?

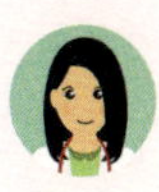

目前的研究共识是按照诱导化疗前的靶区进行勾画，剂量不降低，而这也缺乏一定的科学依据，根据对 ICRU 文件的理解是按照诱导化疗后缩小的肿瘤进行勾画靶区，这样肿瘤消退部位就降低了照射剂量。这种方法可以使正常组织得到更多的保护，正常组织受到高剂量照射的体积减小，从而也减少了放疗毒性。

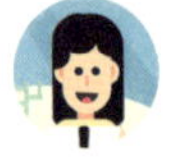

放射治疗完成后需不需要再继续化疗?

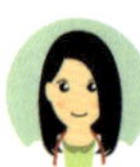

完成根治性的放疗后再化疗并不能明显提高患者的生存时间，不能降低局部的控制率，以及远处转移的风险。而且，在患者完成大约长达两个月的放射治疗，中间可能还联合化疗，患者的身体已经遭受到严重的打击。从精神上，患者的情绪比较躁动；饮食方面，由于放射性口腔黏膜炎等不能很好地进食，由于疼痛也不能有高质量的睡眠，患者的生活质量已经很不好，这个时候患者需要时间来修复之前的治疗所带来的副反应，而不是更进一步的化疗来消耗身体。因此，在完成放疗后患者需要好好休息，补充营养，使身体尽量快的恢复，提高生活质量。至于有部分肿瘤消退欠佳的患者，医生会根据患者的具体情况具体分析决定是否需要继续做辅助化疗。

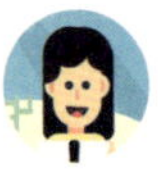

治疗完成后随访时间怎样安排?

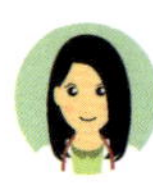

鼻咽癌治疗完后，并不是不需要到医院就诊了，治疗失败一般都发生在治疗完成后的 2 年左右，所以放疗完成后的 2 年内，每 3 个月一次，

复查项目包括：电子鼻咽镜、鼻咽磁共振、腹部 B 超、胸部 CT、EBV-DAN。

- 电子鼻咽镜　鼻咽癌放射治疗后行鼻咽镜检查对于及时发现鼻咽残留、尽早发现局部复发病灶、诊断及处理萎缩性胃炎、鼻腔黏连、后鼻孔闭锁等放射治疗后并发症有重要意义，有助于提高患者生活质量和延长生存时间。

- 鼻咽磁共振　复查磁共振的作用：①准确了解治疗后病灶范围变化情况，包括肿块缩小与否、侵及部位，特别是对无占位效应的受侵部位，磁共振可以把肿瘤从周围肌肉与血管中分别开来，勾画出受侵区域的轮廓。②提示肿块放疗后性质的变化，磁共振能区分放疗后纤维化和肿瘤复发。③可显示放疗后放射性脑病发生与否。④了解颈部转移淋巴结的恢复情况，包括淋巴结大小、形态及信号改变情况，对于判定放疗效果亦具有重要参考价值。

- 腹部 B 超　鼻咽癌恶性程度较高，远处转移常见，肝转移为常见的远处转移途径，多数患者发生肝转移时早期无肝脏病变的明显症状和体征，常在定期肝脏检查中发现。明确鼻咽癌有无转移，对鼻咽癌患者的生活质量以及生存时间有很大的意义。而 B 超对于鼻咽癌肝转移的图像具有一定的特点，而且可以重复检查，无创伤，费用较低。因此，在随访过程中必须完成腹部 B 超的检查，必要时可在 B 超的引导下做穿刺活检。

- 胸部 CT　鼻咽癌发生胸内转移的概率也很高，达到了 8%~15%，而肺转移占鼻咽癌死亡原因的 6%，鼻咽癌胸部转移的CT主要表现为肺内小结节影，肺门肿块及肺内肿块，约60%合并有纵隔淋巴结转移，其特点是肿大的淋巴结较大且广泛，而其他肺外原发性恶性肿瘤向胸部转移时，肺转移是胸内淋巴结转移的10倍。CT检查的主要价值在于清楚的显示病变及纵隔淋巴结有无转移。

- EBV-DAN　多项研究发现在鼻咽癌细胞DNA片段中存在被整合的EB病毒特异性基因片段，证明EB病毒感染与鼻咽癌二者之间密切相关，传统的影像学检查在诊断鼻咽癌方面有很多不足之处，例如：转移灶较小，在影像学上无法及时发现、放疗后颈部出现肿瘤复发浸润与放疗后的纤维化无法鉴别、难以判断残存肿物的性质等。因此，临床上可以用这种有效的肿瘤标记物的检测技术来监测鼻咽癌的进展情况。实验证明，在化疗期间动态监测鼻咽癌患者血浆EB病毒DNA水平可对肿瘤的进展情况及疗效做出评估。总而言之，当患者体内复发或转移的瘤体较小时，影像学检查往往并不敏感，此时，血浆EB病毒DNA早已出现阳性。因此，在鼻咽癌治疗后的随访中，必须检测患者血浆中的EB病毒DNA水平，对于患者的转移有重要临床意义。

放疗完成后3~5年，每半年一次，复查项目同上。放疗完成5年后每年一次，复查项目同上。有情况随时去医院复查，根据病情如有骨头疼痛或者EBV-DNA升高等，必要时需要骨扫描检查。

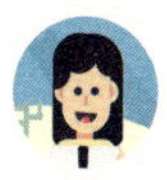

放射治疗完成后还能怀孕吗？多久才能怀孕？

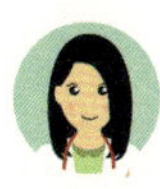

鼻咽癌患者在治疗康复 5 年后可以考虑再怀孕。妊娠过程对于女性来说有很多的变化，首先是内分泌环境变化，心脏、肝脏、肾脏的负担加重，康复期间形成的生活方式要改变，饮食习惯要改变，照顾孩子需要精力，所以综合这些情况，必须要考虑肿瘤是否稳定，复发或转移的风险有多高。需要咨询妇产科和肿瘤专家对病情进行严格的评估。根据个体情况认真考虑后再决定。

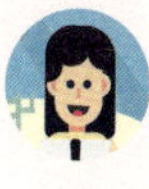

怎么理解肿瘤区（GTV）、临床靶区（CTV）和计划靶区（PTV）？

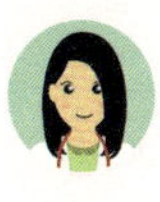

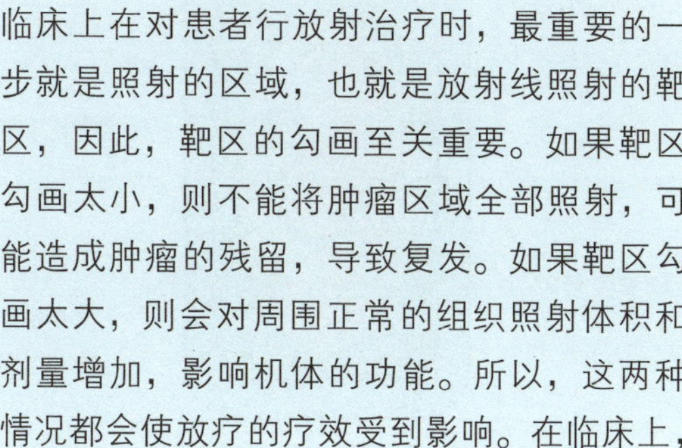

临床上在对患者行放射治疗时，最重要的一步就是照射的区域，也就是放射线照射的靶区，因此，靶区的勾画至关重要。如果靶区勾画太小，则不能将肿瘤区域全部照射，可能造成肿瘤的残留，导致复发。如果靶区勾画太大，则会对周围正常的组织照射体积和剂量增加，影响机体的功能。所以，这两种情况都会使放疗的疗效受到影响。在临床上，就需要多级医生进行靶区审核确认，最大程度的包括肿瘤区域和减少正常组织的照射。

- 肿瘤区　是指在临床上通过各种检查能够发现的肿瘤。它包括原发灶和转移性淋巴结。肿瘤区的确定是需要通过各种影像技术（CT、MRI、PET/CT 等）的检查综合评价，获得详细的肿瘤区范围和周围组织器官的相对应位置，减少靶区勾画的位置误差。
- 临床靶区　它的确定是需要根据肿瘤区的大小和范围以及肿瘤的特征（如生长方式）来决定的。临床医生应该根据各种检查，了解肿瘤侵犯的范围、淋巴结转移的部位、大小、数目、生长的方式等。关于临床靶区范围确定的原则就是在最大程度上保护正常组织不受放射线照射并且不降低肿瘤局部空置率，这样可以为患者获得最大的治疗效益，提高患者的生活质量。
- 计划靶区　在患者进行治疗的过程中，由于人体的器官也是无时无刻在运动的，因此，需要照

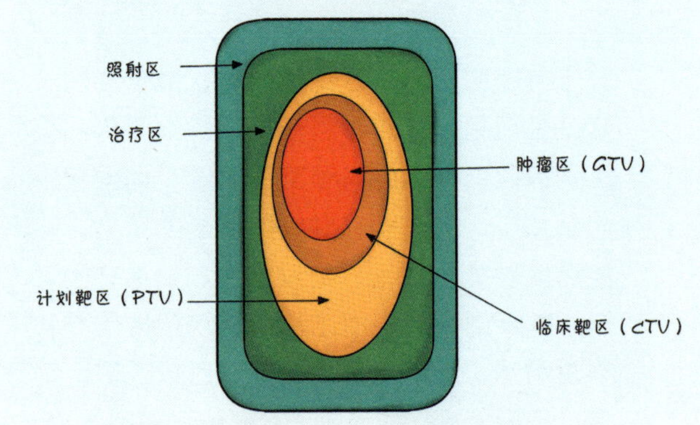

射的靶区器官或靶区的形状和位置也是运动的，如果仍然按照临床靶区进行照射，不考虑靶区运动带来的形状、位置的变化，那么就会产生系统性的误差，那么，为了减少这些误差，就需要在临床靶区的基础上扩大一定的照射范围即外放范围，计划靶区就是临床靶区（CTV）+ 外放范围。鼻咽是一个刚性器官，它的移动相对较小，在通常情况下，PTV=GTV/CTV+3mm 即可满足降低靶区运动所带来的形状和位置的系统误差。

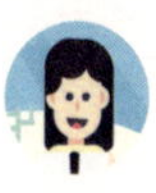

鼻咽癌患者放疗后营养要怎么补充?

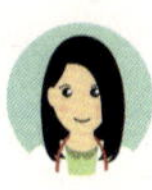

营养治疗应根据“五阶梯疗法”：第一阶梯为正常饮食和营养教育；第二阶梯为正常饮食和口服营养补剂；第三阶梯为全肠内营养，包括口服营养补剂和鼻饲管；第四阶段为部分肠内营养和部分肠外营养；第五阶段为全肠外营养。当前一阶段不能满足患者需求的 3~5 天时，应进入下一阶段。那么，如何判断该进入哪个阶段，下面介绍了鼻咽癌患者的推荐。

- 所有鼻咽癌患者入院后应常规进行综合测定和营养状况评估。
- 治疗过程中每周至少评估一次，以便尽可能早地发现患者出现营养风险并采取早期干预。
- 没有营养不足或者营养风险的患者不推荐使用肠外营养，并且对于没有胃肠道功能障碍者，肠外营养更没有必要，甚至对患者有害。
- 为了降低感染风险，首选经口摄入；食管有梗阻性的患者，放疗过程中出现严重的口腔黏膜炎，影响吞咽功能的患者，给予经管肠内营养；不能耐受肠内营养而又需要营养治疗的患者，推荐采用肠外营养，如放疗后出现的严重胃肠道反应和口腔黏膜炎等。
- 鼻咽癌放疗的患者每日消耗的量推荐为25~30kcal；如果患者合并有严重的并发症，则能量可增加到每日 30~35kcal。
- 鼻咽癌患者应该适当提高脂肪的功能比例，蛋白质每日供给量为 1.0~1.5g/kg。

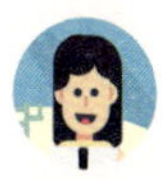

放疗患者是否携带辐射，家人是否会受到影响?

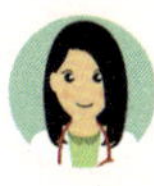

对于鼻咽癌患者来说，放疗是最基础治疗方法也是首选方法，放射治疗时通过机器将放射线从身体的外部传递到鼻咽内部，因此患者只有在接受治疗时才有射线照射到身上，只要结束治疗射线就会立即消失，不会在体内残存，更不会携带射线，所以，经过放疗的患者也不会对家人造成影响。

鼻咽癌是否有传染性，是否会对家人的健康造成威胁?

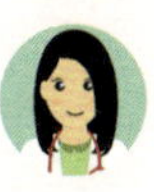

鼻咽癌是不会传染的，但是上文中也说过鼻咽癌具有遗传性,传染性和遗传性不是一个概念。鼻咽癌与 EB 病毒相关，而 EB 病毒却是可以传染的，但是并不是说感染 EB 病毒就一定会患鼻咽癌。但是像前面提到的 10% 左右的鼻咽癌有家族遗传病史，如果一个兄弟姐妹患鼻咽癌，其他人建议定期医院检查和自我检查。

PART 4

鼻咽癌的预后及护理

影响鼻咽癌预后的因素有哪些

患者相关因素

年龄 年龄与鼻咽癌预后的关系一直处于一个争议的话题，有研究表明年龄小于 40 岁和年龄大于或等于 40 岁的患者 5 年总生存率不同，预后与年龄相关；而另外的研究则支持年龄与鼻咽癌的预后无直接关系。

性别 性别与鼻咽癌预后的关系也不是确定，因为有研究表明女性的预后较男性要好，有些则表明预后与性别无关。

人种 有研究表明亚洲人的肿瘤区域控制率较阿拉伯人的高，但是局部控制率和总生存时间无明显差异。

治疗前血红蛋白 肿瘤是一种消耗性的疾病，大多数患者到后期经过放化疗可能会有贫血出现，如果在治疗前患者就有贫血发生，那么5年的总生存时间显著低于治疗前无贫血的患者。因此，在临床上，如果发现患者在治疗前就贫血，可以通过各种方法来纠正贫血，如输血、高压氧、促红细胞生成素等。

疾病相关因素

患者肿瘤的分期、病理类型、肿瘤的大小、肿瘤周边正常组织受侵的情况等都与预后相关。

治疗相关因素

目前，鼻咽癌的主要基础方法是放射治疗，放疗技术的应用、放疗的方式选择、射线剂量都会对疗效造成不同的影响，而且现在提倡综合治疗，如诱导化疗、同期化疗、辅助化疗、免疫治疗、靶向治疗等，这些不同方法的联合应用也是影响预后因素的重要方面。

分子生物学相关因素

EB 病毒　在鼻咽癌的相关因素里面就讲到鼻咽癌与EB病毒相关，而且有多项研究证明EB病毒的DNA数量与鼻咽癌患者治疗后的总生存率密切相关，患者在接受放射治疗后，如果体内的EB病毒的DNA仍然处于高水平，则表明该患者的预后极不好。

VEGF（血管内皮生长因子） 血管内皮生长因子，顾名思义其作用就是促进血管生长的，对于肿瘤而言，也就是促进肿瘤细胞的血管生长，影响肿瘤的生长和转移。鼻咽癌患者治疗前血清中的VEGF水平大于600ng/L，患者的无复发生存率降低。

鼻咽癌治疗过程中的急性反应和处理

腮腺急性反应

腮腺在照射 1~2 次后出现腮腺区的肿胀、疼痛，一般无须特殊处理，局部冷敷，减少酸性食物摄入，1 周左右自然消退，反应严重的可抗炎处理。

急性口腔和口咽的黏膜炎

放疗完成 10~15 次，可能会出现咽喉疼痛、口干、干咳、唾液变黏稠，黏稠性进一步改变可向泡沫演变、口腔黏膜有红斑，随后形成溃疡，并且味觉产生异常，吞东西有异物感等，咽后壁、软腭黏膜可见充血、点状白膜、溃疡等。多处溃疡可继发感染，出血。上述的症状加重可能会出现唾液腺永久性的损伤。如何预防这些情况发生，建议放疗前进行口腔科的全面检查，改善口腔卫生。推荐每天饭后和睡前都要用软牙刷和氟化牙膏刷牙，每月换一次牙刷。所有牙齿表面必须刷，舌头应该轻轻刷，以帮助清除食物残渣和细菌。每天至少用一次牙线。此外，应该多食用含维生素 B、维生素 C、维生素 E 的蔬菜水果，如西红柿、西瓜、胡萝卜等；远离含糖量高的食物和饮料，否则易损坏牙齿；少量多餐，多食用软食，如蒸煮谷物、土豆泥和鸡蛋羹；忌食用过热、过硬、过酸、麻辣等食物，忌食用烟酒，减少对溃疡刺激，促进溃疡修复。

当然，在一些患者不能耐受的情况下，可以通过药物治疗，例如涂层保护、镇痛、抗感染、低能量激光治疗等。

放射性皮炎

放疗过程中放疗照射范围内皮肤可能出现皮肤瘙痒、脱皮、色素沉着、脱发，甚至皮肤破溃流液。为了避免严重皮肤反应，放疗期间建议穿棉质或者丝质低领衣服，避免搔抓照射区域皮肤。

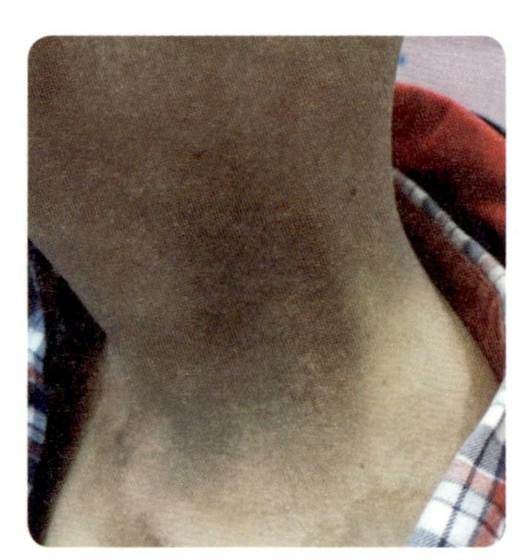

尽量待在空调房内，减少颈部皮肤摩擦、流汗，尽量避免化学物质尤其是油性物质清洗颜面部和颈部皮肤，出现皮肤反应及时和医生联系，在医生指导下用药处理。

鼻塞、流鼻血

放疗期间经常出现鼻塞或者流鼻血，鼻塞不影响通气、出血量不大则不必紧张，如果比较明显，可联系医生用药，出血量大需暂停鼻咽冲洗。

少量涕中带血时，可局部使用麻黄素止血。中量出血时，可局部使用麻黄素、肾上腺素纱条或鼻棉填塞止血或者肌注止血药。大量出血时，不要咽下流血，保持镇静，及时联系医生进行进一步治疗。使患者平卧，输液，输血，备好氧气和吸痰器，鼻上部置冰袋，鼻咽腔用凡士林油纱填塞鼻后孔压迫止血，静脉滴注止血剂，并严密观察血压、脉搏、呼吸的变化。

急性放射性脑损伤

急性放射性脑损伤，是在放疗开始 1 个月内出现，这种症状一般较轻，临床上多有头痛、恶心、呕吐和体温升高，甚至有急性发作的精神意识改变、癫痫等，这些急性反应经过积极治疗一般可恢复。

其他

乏力、恶心、呕吐、食欲不振、味觉减退等。放化疗后的患者出现这些状况后，要根据情况补充患者的营养，乏力可以用中药进行调理，上文中也提到中药的一些扶正作用，有助于患者体力的恢复；严重恶心、呕吐而影响进食者可以行止吐等治疗；食欲不振、厌食者则应静脉补充营养，因为肿瘤本来就是消耗性的疾病，保持营养的充足更利于患者的恢复。

鼻咽癌化疗出院后的副反应

化学药物外渗后的处理

立即停止注射及输液——制动并保留注射针头——尽量回抽残留药物——注入皮质激素，并拔掉针头——可在渗漏部位皮下多点注射止痛药物、相应解毒剂，避免局部按压——据所用抗癌药物进行冷敷或热敷，剧烈疼痛者可用2%利多卡因局封，可反复多次直至疼痛消失，抬高患肢——密切观察及随访，出现溃疡时应考虑手术治疗——物理治疗、中医药治疗、功能锻炼。

化疗药物过敏反应

局部表现为荨麻疹、药疹、剥脱性皮炎；全身表现为 I

型－Ⅳ型过敏反应，严重者会导致死亡。对于过敏反应发生率较高、程度较严重的化疗药物需要预防性抗过敏治疗。如紫杉醇、博来霉素等，无论剂量大小、滴注时间长短，必须行抗过敏预处理；局部荨麻疹并非停药指征，但要严密观察或治疗好转后继续用药；如有全身过敏表现，应立即停药，联合应用H1、H2受体拮抗剂，并根据病情变化适当应用糖皮质激素、升压药或支气管扩张药。

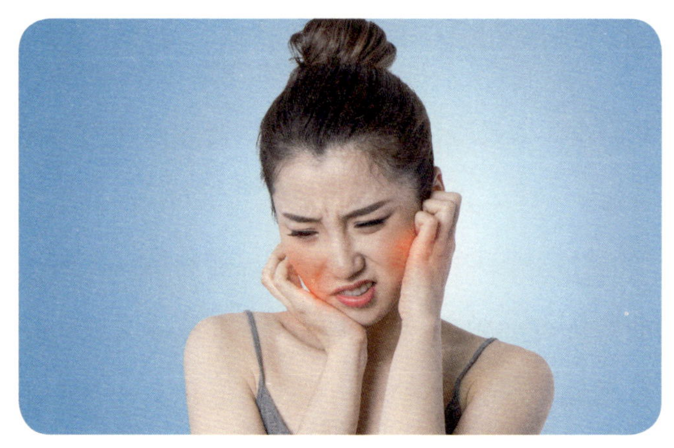

化疗引起消化道反应

恶心、呕吐是化疗药物最常见的早期毒副反应，严重的呕吐可导致出现脱水，无法进食，严重的恶心、呕吐是非常痛苦的。因此，急性呕吐的化疗药物应预防性的应用止吐药物：胃复安或 5-HT3 受体拮抗剂与地塞米松配合。

由于化疗期间使用了止吐药物，患者会在化疗后一周出现便秘。患者需要在化疗前 1 天就开始补充纤维类食物（蔬菜、水果）；顺时针按摩腹部；口服乳果糖（一般 2 天起效）、果导片等通便药物；如果大便干硬难以排出，可使用开塞露。大便通畅或者大便变软即可停用通便药物。腹泻有可能为化疗药毒性，或者白细胞低下导致的胃肠道感染，需要检查血常规和电解质，必要时行抗感染治疗。一天超过 8 次水样便的患者有可能会出现水电解质紊乱、休克等严重情况，请及时就诊联系主管医生。

白细胞、粒细胞减少

化疗对骨髓抑制主要表现为中性粒细胞减少，因此，化疗前后检查白细胞和粒细胞计数，每周 1~2 次，明显减少时隔日查一次，直至恢复正常。必要时给粒细胞集落刺激因子（升白针）。粒细胞集落刺激因子的用法：一般在化疗后 2~5μg/kg，每日一次皮下或静脉注射给药，儿童患者 2μg/kg 每日 1 次皮下或静脉注射给药。

鼻咽癌放疗出院后的副反应

放射性脑损伤

出院后发生的放射性脑损伤多为晚期迟发性放射性脑病，是在放疗6个月后出现，可分为四种类型：大脑半球型、脑干及颅神经型、小脑型、混合型。

大脑半球型 这种类型是临床最常见的类型，损伤可导致患者的记忆、语言、执行功能受到影响，患者有健忘、性格改变（如焦虑、抑郁、情绪不稳定、易激怒、呆滞、答非所问、思维停顿）或意识丧失、癫痫等，有部分患者伴有颅内压升高引起头痛。

脑干及颅神经型 这类患者颅神经损伤可以表现为吞咽困难、言语困难、饮水呛咳等。

小脑型 这种类型较少见，主要表现为头晕、呕吐、共济失调、眼球震颤等。

混合型 是指以上发生两种及以上的情况。及时回医院就诊，完善 MRI 等检查，在医生指导下用药治疗，大部分患者可恢复。

放射对垂体的影响

鼻咽癌的放射治疗可导致垂体功能的损害，如内分泌功能严重受损，其中甲状腺激素分泌减少和高催乳素血症是最常见的，其次是促肾上腺皮质激素分泌减少。腺体纤维化、萎缩，功能减退。但是，在临床上并没有出现因为垂体损害而来就诊的患者，这是因为大多数的患者表现为亚临床的症状并且缺乏比较典型的垂体改变，因此，鼻咽癌患者在接受放疗后要定期监测激素的变化，并且定期进行影像检查，有利于早期发现垂体的损害，早期进行规范治疗。

放射性脊髓损伤

主要表现为低头有触电感觉，肢体麻木、感觉发凉发热、无力、大小便异常、偏瘫等，严重的可出现截瘫。及时去医院就诊，对症处理。

放射性吞咽功能损伤

放疗后吞咽困难的发病率相当高，一般放疗引起的吞咽困难病情发展缓慢，开始表现轻微，患者可出现口干、关节的轻微僵硬感、食欲轻度减退，无明显的吞咽困难或呛咳的发生。然而，随着时间的延长，病情逐渐进展，上述症状将加重，有一部分患者由于吞咽困难食物难以下咽只能进软食或流质，造成营养不良和体重下降，饮水呛咳，甚至因误吸而引起吸入性肺炎。因此，对于鼻咽癌放疗后吞咽困难的患者，早期就要进行规范的康复训练，制订严格的护理计划有重要的临床意义。这些有利于改善吞咽困难的问题，延缓吞咽困难的进展、预防吸入性肺炎以及营养不良等并发症的发生。

放射性听力损伤

鼻咽癌放射治疗后可以不同程度地出现听力下降以及耳闷、耳鸣等症状，严重影响患者的生活质量。放射线对听力的损伤有两种：①传导性听力损伤，是放射线对外耳以及中耳的损伤，这种听力的损伤是可逆的。中耳受损害导致听力下降最主要的原因是咽鼓管的损害，射线损伤中耳的血管及淋巴管内皮，导致淋巴回流障碍；射线损伤咽鼓管软骨，咽鼓管弹性变差，功能障碍而导致中耳压力的不平衡，临床上表现为分泌性中耳炎。除了导致分泌性中耳炎外，放射线可导致鼓膜穿孔，听骨链中断等。因此，为了减少鼻咽癌放疗所导致的分泌性中耳炎发生，提高患者的生活质量，放疗期间可以使用药物保护血管内皮，改善局部血管和淋巴管循环障碍。②感音性听力损伤，由于放射线对内耳的损伤，损伤感音神经而导致听力下降，这种听力的损伤是不可逆的。感音神经性听力下降与年龄、基础听力及内耳的照射剂量等有关，其严重程度及发生率与剂量密切相关。可根据情况佩戴助听器等。

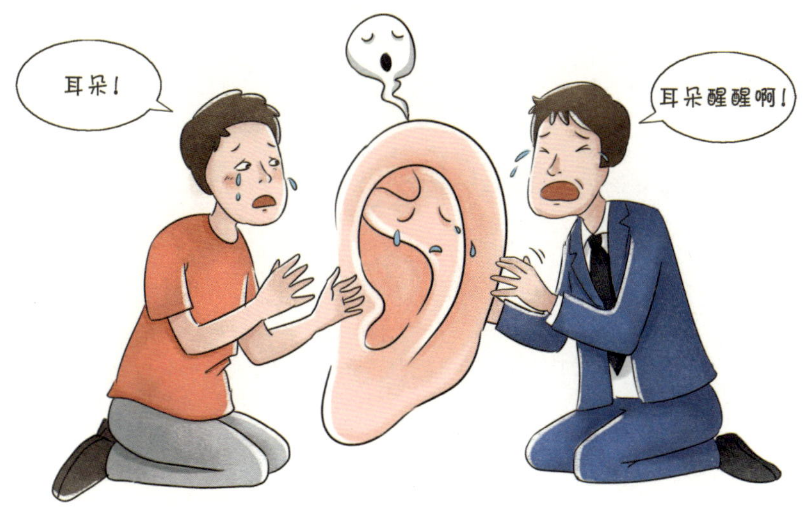

口干燥症

口干燥症是鼻咽癌患者常规放疗后存在的严重远期效应之一，由于放射治疗使得主要的唾液腺遭受破坏而导致放疗后口干燥症的产生。基本 2 年内 80% 的患者会恢复。目前，临床上用于防治鼻咽癌放疗后口干燥症的药物主要有催涎剂等。中医对鼻咽癌放疗后的口干燥症有其他的认识，认为口干是由于放射线火热邪毒，可损伤气阴，气血不通，在人体上会伤津耗液。因此，用一些补气滋阴、清热解毒、活血化瘀的方法防治鼻咽癌放疗后的口干燥症，但是缺乏客观的临床研究，因此疗效难以评价。

放射性鼻咽坏死

头痛及鼻咽部恶臭，严重者可导致致死性鼻咽大出血。需及时回医院就诊采取相应措施。

皮肤纤维化

照射范围内的皮肤失去弹性，严重时影响颈部活动。

张口困难

颞颌关节受照射后导致张嘴困难，严重时不能进食。需加强张口锻炼。

放射性颌骨坏死

目前，鼻咽癌患者放疗后伴随而来的一大并发症就是颌骨放射性坏死，颌骨的放射性坏死严重影响患者的生存质量。临床表现为口腔黏膜及颜面部皮肤破溃，多数牙齿龋坏，牙槽骨及颌骨外露，长期流脓，多发恶臭，伴有严重的疼痛及语言、进食困难等。患者无法进行正常的工作及生活，带来巨大的身心创伤。在急性感染期应用抗菌药物控制感染，应通过药物敏感试验选择敏感抗生素进行抗感染治疗。疼痛剧烈时可以给予镇痛对症处理，局部可用低浓度的过氧化氢溶液冲洗控制感染。药物治疗效果不佳时，可选择手术治疗。

其他

甲状腺功能低下引起怕冷、精神萎靡等。

鼻咽癌治疗中、治疗后的注意事项

● 可能会有颜面部和颈部水肿，感觉像长了肿块，无须紧张，一般 9 个月后慢慢自行消退。终生鼻咽冲洗，每天 2 次。

● 口腔功能锻炼：张口困难是鼻咽癌患者经过照射后出现的最常见的慢性反应之一。这种反应是不可逆的，并且无特殊的治疗手段，故应以防为主。患者治疗期间及回家后的 3 个月内都应该坚持做相应的功能锻炼，以防止并发症的发生。具体方法如下：

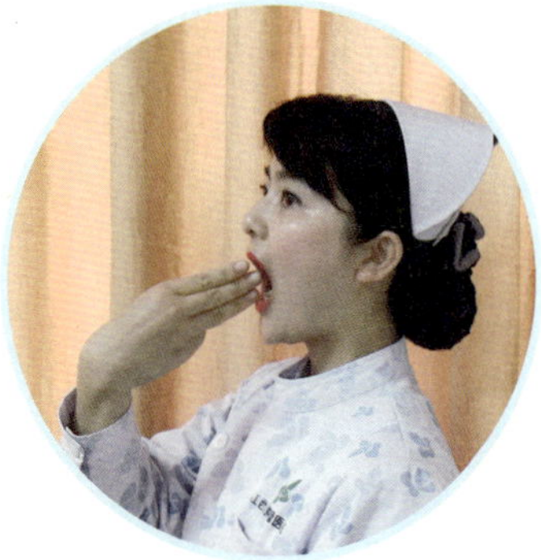

①张口运动：口唇张至最大时停留 5~6 秒再闭合，每天早中晚各 100 次，目的是防止颞颌关节纤维化导致的张口困难。

②鼓腮运动：口唇闭合，然后

鼓气，使腮部扩展至最大，停留5~6 秒后排出气体，每次不少于20 下，每天 2~3 次。目的是预防颞颌关节及其周围的肌肉组织的纤维化，增加鼓室压力，减轻耳部并发症。

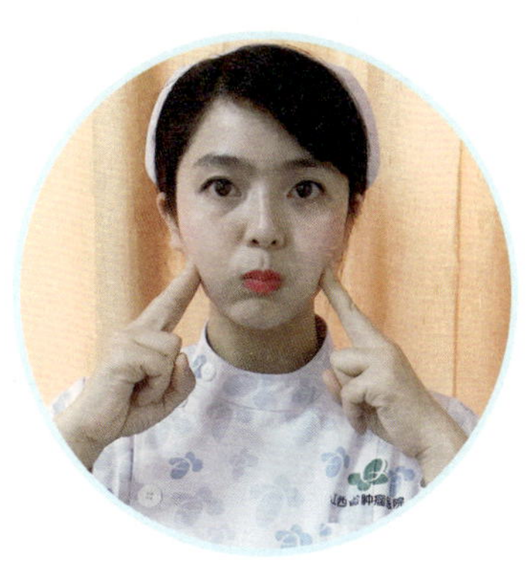

③搓齿咬合运动：上下齿左右运动及轻轻咬合，每天 2~3 次，每次 100 下左右，目的是活动颞颌关节，坚固牙齿，锻炼咀嚼肌。

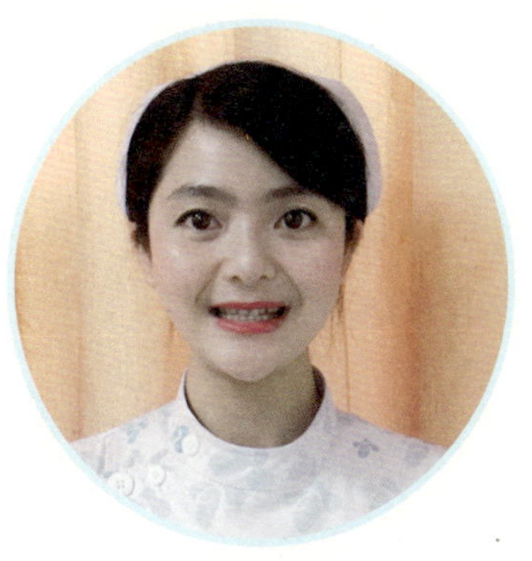

④弹舌运动：微微张开口，让舌头在口腔里弹动，发出“嗒嗒”的声音，就跟哄小孩子玩的时候的声音一样。每日 2 次，每次不少于 20 下，目的是防止舌头、口腔黏膜、咀嚼肌退化。

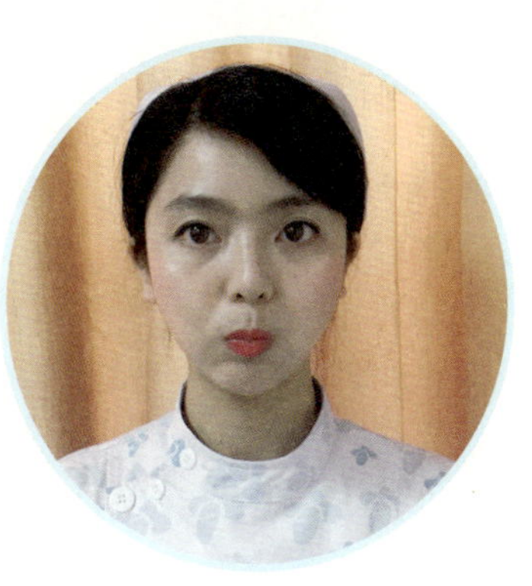

⑤漱口运动：每次进食后用温水（35~40 ℃）漱口，鼓腮吸吮结合，温水充分含漱 1~3 分钟，

目的是消除齿缝线间食物残渣，达到爽口、洁齿和锻炼牙龈肌肉。

⑥吞咽运动：做吞咽运动，使唾液咽下，每次多次吞咽唾液，可以减轻口干舌燥，运动舌头、牙齿、腮部肌肉，防止口腔功能退化而发生吞咽困难。

⑦外耳按压：用食指扪住外耳道，做压、松运动以改善听力，防止鼓室粘连。

训练咀嚼、微笑、屏气，每天 5~6 次，每次 5~15 分钟；每日练习伸舌、后缩、卷动等；颞颌关节处轻柔按摩，每天 2 次，每次 5~10 分钟；帮助患者颈部运动，用手协助患者做低头、后仰、左屈、右屈、左旋及右旋的重复运动，动作应缓慢，幅度不能太大，每天 200 次。

- 口腔护理：放射治疗时，由于腮腺、唾液腺均在照射范围内，故放疗后腮腺及唾液腺功能受到抑制。口腔内的腺体分泌减少，口腔的自洁作用消失。因此，放射治疗后需保持口腔的清洁和湿润，晨起、睡前、饭后用软毛刷以及含氟牙膏刷牙，每年牙齿表面涂氟。饭前需要用清水或者生理盐水漱口，多用漱口液漱口，口太干时可以用麦冬、金银花、胖大海泡水喝。原则上放疗后 3 年内不拔牙。

● 皮肤护理：由于放射线的刺激，患者放疗区皮肤会出现不同程度的放射性皮肤反应，一般分为Ⅰ、Ⅱ、Ⅲ、Ⅳ度。Ⅰ、Ⅱ度皮肤护理一般是在照射 10 次后皮肤开始发干，开始出现红斑、潮红，有刺激痒和烧灼感（Ⅰ度），最后逐渐变成暗红，表皮脱落成为干性皮炎（Ⅱ度）。Ⅰ、Ⅱ度皮肤反应患者一般不会停止放疗。对于皮肤瘙痒者，可用手轻拍瘙痒部位或者外涂冰片、滑石粉、薄荷淀粉、痱子粉，既能止痒，又能使局部的皮肤干燥。但是，不能因为涂抹冰片和滑石粉之后很凉爽舒服就过多涂抹，因为它们会堵塞毛孔，引起毛囊炎。切记不能用手抓挠，容易引起皮肤的破溃导致感染的发生，伤口会长期难以愈合。对于干性皮炎可以局部外涂比亚芬，以保护放射野的皮肤，切勿在局部涂抹乳液、乳霜、VitC 溶液和保湿霜等，以免造成放疗区皮肤反应加重。芦荟虽然具有抗炎效果，但有些患者会出现对芦荟过敏的现象，因此，在放疗期间并不建议使用。类固醇类药膏可以减少放疗后皮肤反应，但是对于局部皮肤的瘙痒及疼痛无明显缓解，还可能会出现局部的烧灼感而掩盖真正感染的现象，影响伤口的恢复和愈合，应该慎用。不要使用凡士林和茶油等有形物质，一是因为涂在皮肤表面很难祛除，二是在治疗过程中会增加放疗后的皮肤反应。Ⅲ度皮肤反应的皮肤损伤程度相对比较严重，随着照射次数的增加，局部皮肤出现出血、水肿、水泡，严重时发生糜烂，有渗出液，称湿性皮炎（Ⅲ度）。此时，一些患者因为无法耐受，不能正常进食，要求停止放疗，这时应该对症处理。对于小水泡不宜刺破，如果皮肤出现糜烂时，每天由护士用生理盐水清洗后局部可喷双料喉风散保持创面干燥。切勿使用爽身粉、滑石粉，因为会阻塞汗腺及毛囊，加重皮肤反应，同时皮肤如果有破损或伤口时两者会集结成块状，形成细菌感染的桥梁。对于大水泡，应立即消毒，用无菌的注射器抽出渗液，在创面上覆盖无菌的凡士林纱布，保护局部皮肤，并且留取渗液和表皮组织做细菌培养及药物敏感试验，以便尽早使用有效的抗生素控制感染。在水泡吸收后，即采用暴露创面的治疗方法（将创面暴露在外），保持局部皮肤清洁、干燥，外涂烫伤膏，1 周后渗液明显减少，待伤口愈合后，患者的情况有所好转以及完成放疗。Ⅳ度皮肤反应护理，如果湿性反应不能及时控制，则发生局部皮肤的进一步坏死和脱落，形成溃疡（Ⅳ度），表现为灰白色坏死组织覆盖，边界清楚，底部较光滑，呈火山口型，形成结痂下的溃疡，有剧痛，此时患者不能忍受，生活质量相当差。此种情况应该停止放疗，经过对症处理溃疡创面愈合后方可进行放疗。可以采用暴露疗法，外用抗炎药膏涂抹，如红霉素、氯霉素软膏，当感染较严重时，可以静脉滴注抗炎药物。同时，保持创面清洁、干燥，以利于愈合。溃疡面积较大时，需要植皮修补。放疗后的皮肤反应出现在治疗期间，随时间会有不同的反应，一般在放疗的第三、四周后，开始有红、肿、热、微痒等反应，与在太阳下暴晒的皮肤相似。继续照射第五、六周时，皮肤可能开始变黑，开始有干性脱屑，部分患者发展为湿性脱屑。处理方法：照射区皮肤避免用刺激性的肥皂、沐浴露清洗，保持皮肤的清洁和干燥；不可以随便涂抹药膏类与化妆，以免增加皮肤反应，具体的用药上面已经提到；瘙痒不可用指甲抓挠，以减少对皮肤的刺激和引起皮肤的破损，对于难以忍受的瘙痒，可用专用的药膏涂抹（上文已经详细概括）；避免阳光的暴晒；避免紧的衣领口、粗糙的衣服对皮肤的摩擦，应该穿比较软的纯棉衣服减少对皮肤的刺激；治疗部位的皮肤伤口必须愈合以后才能继续放疗。患者完成放疗出院后，回到家就想好好地洗个澡，里里外外洗得干干净净，可是不要忘记了你的皮肤仍然需要好好护理，治疗的部位仍然应避免肥皂或沐浴露等刺激性消毒液清洗及摩擦，需要等到皮肤完全生长恢复后，才能按照正常的方法清洗；治疗所引起的皮肤颜色加深，会自然褪去。放疗回家后皮肤未完全蜕皮之前照射处的皮肤仍可发生放射性皮炎，最少需要保护 1 个月，因此禁用肥皂水或热水清洗，可用温水软毛巾轻轻沾洗，外出时防止阳光照射放射区域；照射皮肤可出现瘙痒等症状，不可抓挠。

● 鼻咽癌患者在接受放疗过程中会出现恐惧感、焦虑、抑郁，这些负面的情绪与治疗的疗效密切相关，放疗使患者的生

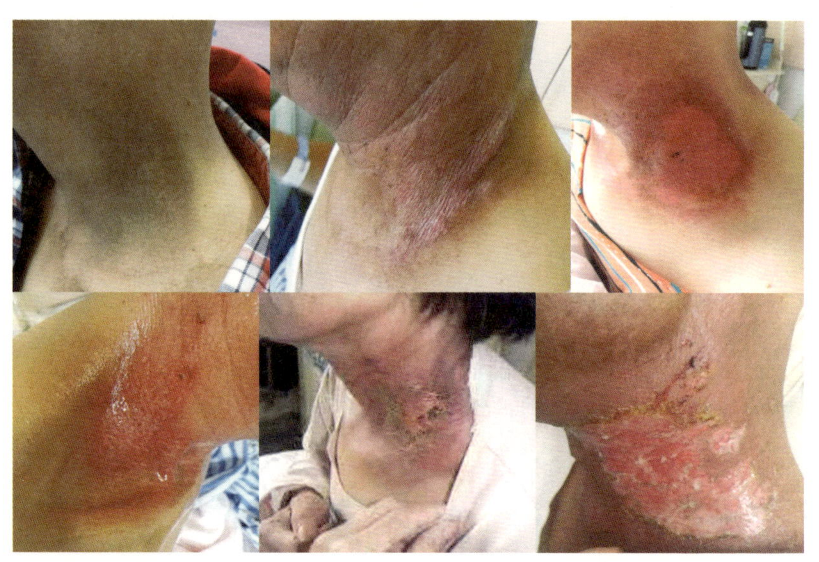

活幸福感降低，工作所带来的成就感也消失，而此时，患者最大的希望就放在治疗的效果上，效果好，对患者来说也是一种安慰。也有一些研究已经证实，鼻咽癌患者的负面情绪可以使自己的免疫力降低，因此如何降低患者的恐惧感，帮助患者树立战胜疾病的信心，消除患者内心的负面情绪是一项重要而且艰巨的任务。心理、生理的调节有助于改善患者的免疫功能。

● 鼻咽癌患者因为肿瘤的无限生长消耗了患者的大量营养物质，而且放射治疗时的副作用对口腔黏膜造成的损害让患者不能正常进食，造成营养物质的缺乏；或者放疗时引起的恶心、呕吐流失大量的营养物质，结果造成患者的营养代谢紊乱，影响患者的预后。大量的研究证实，合理的膳食能够增加机体对抗肿瘤的耐受力和免疫力，同时还能够减缓肿瘤的发展，更加有利于完成放射治疗。但是，也不是说要吃得多就好，而是要合理均衡饮食，多食新鲜蔬菜和水果，防止便秘，补充高蛋白、高热量元素，少食用腌制、烤、煎食品，避免干燥、粗糙的食品，戒烟戒酒忌辛辣食品。纠正自己的不良生活习惯和不良嗜好，坚持进食，让身体有足够的耐受能力完成治疗计划。

可以经常使用一些补气的药膳，也有助于抗击癌症，提高机体的免疫力。

● 可以根据患者身体恢复情况，参加适宜的户外活动，比如散步、练太极等，但是要注意不能劳累，要循序渐进。

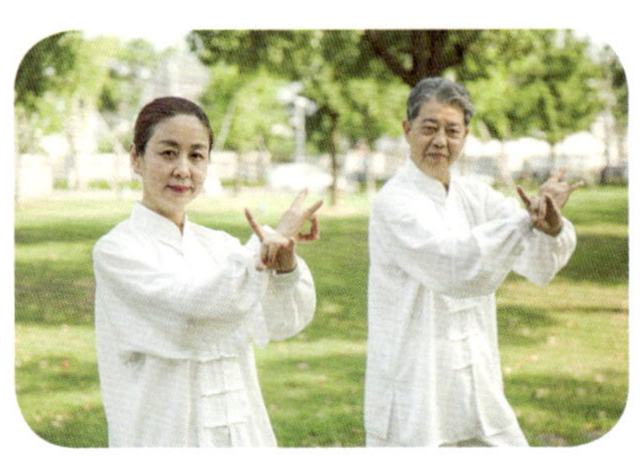

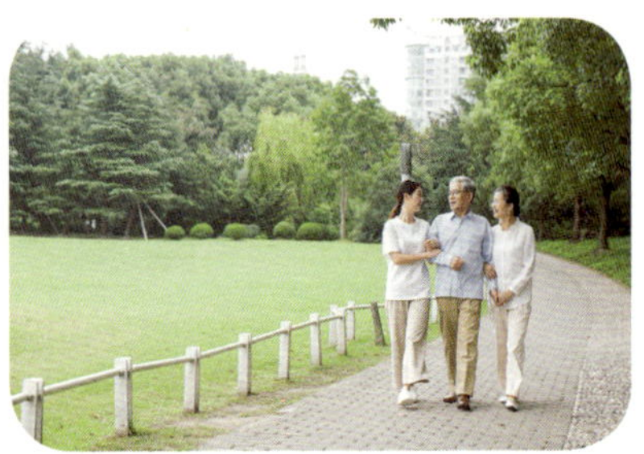

● 定期复查：一般情况下，鼻咽癌患者治疗后需终身随诊，需要根据患者病情情况定期复查，一般情况下治疗完成后第 1 个月复查一次，以后 1~3 年内，每 3 个月复查一次，最长不超过 4 个月，第 3~5 年每半年复查一次，超过 5 年后每 1 年复查一次。根据资料显示，特别强调的是 3 年内的随访频率，因为 3 年内的局部控制失败率和远处转移较其他时间发生高。

鼻咽癌患者如何提高生存质量

治疗方面

对患者治疗前的身体进行严格的检查，确定分期、病理类型，明确有无并发症，积极治疗可能影响治疗效果的并发症，积极预防放疗过程中可能出现的毒副反应。若患者无法耐受，则应先停止放疗，积极治疗不良反应，待好转后继续放疗。选择最恰当的治疗方案是治疗的关键，合适的治疗有助于提高患者的生存率。

护理方面

护理包括生理、心理、社会、精神、文化等几个方面的整体护理，整体护理能有效减轻放疗的副作用，提高生存质量，使治疗取得最大效益。因此，要把护理视为一个整体，即对患者的护理是系统的、连续的，要保证患者从入院到出院的护理不间断，对患者的护理是主动的、积极的，按照护理程序，有计划进行，做到防患于未然。对患者的护理是全面的、整体的，即包括身心两方面，也包括疾病的预防、保健、康复指导等。

家庭饮食调理方面

最新的研究表明，饮食可以影响肿瘤患者的睡眠，良好的睡眠能够使肿瘤患者的精力和体力得到恢复，免疫增强、生活质量提高、伤口愈合快，还有助于情绪的稳定和减轻放化疗的胃肠道反应。应该合理膳食，保持合适的体重，对于鼻咽癌患者来说，营养不良或体重过轻均不利于疾病的恢复，会延长疾病的恢复时间，而且影响治疗的实施，降低患者的耐受情况，增加治疗过程中的并发症。另一方面，体重过重和肥胖的肿瘤患者，本身就不利于身体健康，而且一些化疗药物根据体表面积计算剂量，肥胖的患者需要的剂量更大，这样不仅增加患者的痛苦而且给患者带来经济压力。因此，合理的膳食应该由营养师进行评估与搭配。根据自身的状况采取相应的措施，提高生活质量。

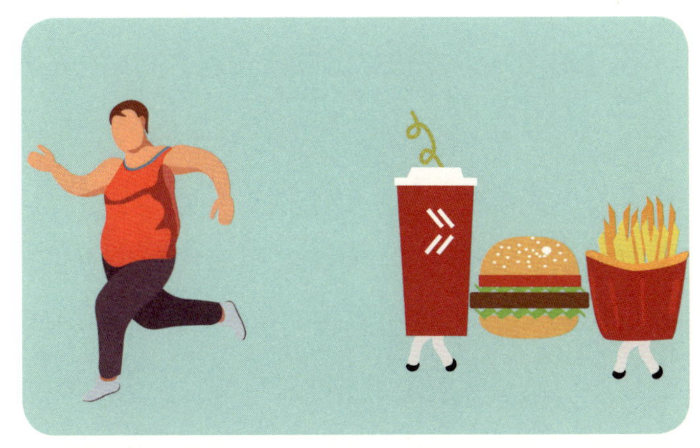

● 食物不要单一选择，应该多样化：不能因为喜爱某种食物就只吃这一种，讨厌的食物就一口不吃，食物应该多样化，这样才利于机体功能的恢复，提高生活质量。

● 多摄入富含蛋白质的食物：由于肿瘤患者的蛋白质消耗大，而且与肿瘤做斗争还会消耗更多的蛋白质，因此，在饮食方面多摄入富含蛋白质的食物，这样才不会造成人体蛋白质的匮乏，影响身体机能的恢复。

● 多吃高纤维食物：如蔬菜、水果等这些食物可以补充人体所需要的维生素，预防放化疗所导致的便秘，利于提高患者的生活质量。

● 多吃富含维生素和矿物质的食物：有些矿物质元素是人体所必需的但是人体不能合成，只能通过外来的食物补给，因此，不能忽略了这类矿物质，应该食用含有这些矿物质的食物。

● 患者如果膳食摄入不足建议肠内营养、肠外营养支持。

● 鼻咽癌的患者一定要忌烟酒，霉变食物，烧烤、腌制、煎炸的动物食物。目前，有证据证实这些食物能够增加肿瘤复发和转移风险。对于一般食物虽然没有禁忌，但都要讲究度。建议营养均衡。放疗期间患者副反应大，建议避免辛辣、刺激、油煎、油炸、海鲜等食物摄取。

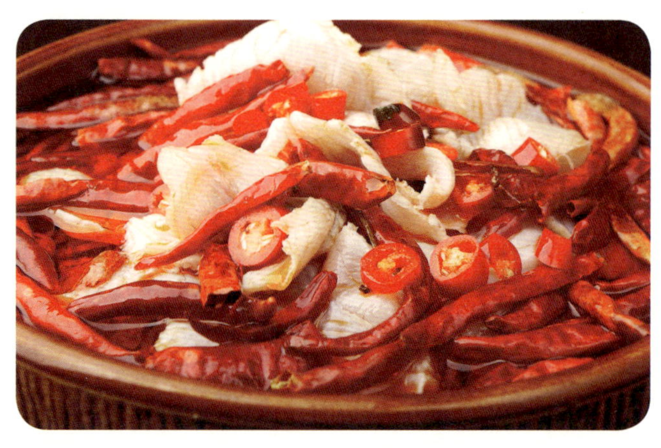

睡眠方面

肿瘤疾病的加重与睡眠是相互影响的，肿瘤疾病影响患者的睡眠，睡眠障碍使患者的疾病加重，两者相辅相成，因此，良好的睡眠对于肿瘤患者来说非常重要。由于肿瘤疾病的特殊性，睡眠障碍的发生率要比普通人高。根据一些研究表明，恶性肿瘤患者发生睡眠障可达50%~60%，是普通人的两倍。而影响肿瘤患者睡眠障碍的因素有四个方面，包括年龄、性别、睡眠史等固有因素；恐惧、忧虑、抑郁、经济压力等心理因素；疼痛、恶心呕吐等疾病和治疗过程中带来的不良反应；还有生活方式、饮食营养。

睡眠对于肿瘤疾病患者尤其重要，那么，如何提高患者的睡眠质量呢？根据研究，一些矿物质营养元素与睡眠息息相关。镁元素是人体所需要的必需元素，在调节人体睡眠方面起到关键的作用。缺镁可能会引起大多数抑郁症和心理健康的问题，这些心理问题又会导致睡眠障碍。饮食中的绿色带叶子的蔬菜、豆类、小扁豆以及鱼类都含有丰富的镁。钾元素的缺乏也可以导致睡眠障碍，有些人群夜间睡不好觉通过补钾可以明显改善睡眠质量，补充钾元素的食物有香蕉、豆类、绿叶蔬菜、土豆等。钙元素的缺乏会深度影响睡眠，降低睡眠质量，补充钙元素的食物有豆类、奶类、绿叶蔬菜等。维生素 C 水平低的人睡眠质量也不好，肿瘤患者代谢消耗维生素 C，容易造成维生素 C 缺乏，因此，肿瘤患者应该补充维生素 C,提高睡眠质量。补充维生素 C 的食物有猕猴桃、橙子、枣子等。维生素 D 也可以改善睡眠，食用富含维生素 D 的食物如牛奶、鱼类提高睡眠质量。例如睡前可以喝一杯热牛奶。

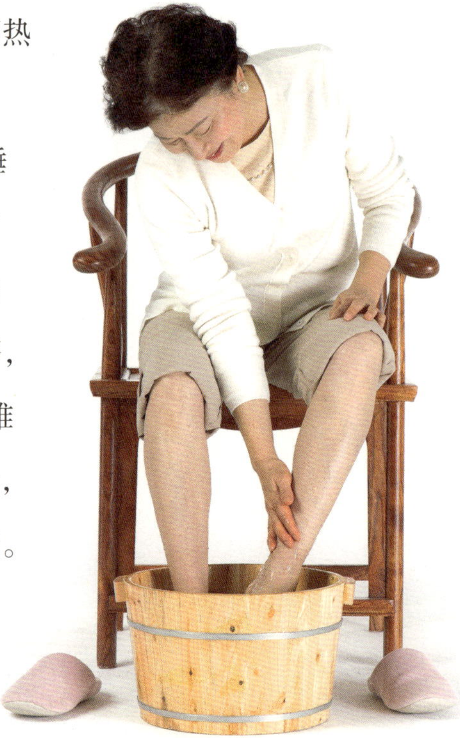

另外，有些肿瘤患者睡眠质量不好与自己的生活方式相关，因此，要注意在睡觉前不要饮用浓茶、咖啡等，这些会使人的精神亢奋，难以入睡,也不要吃太多的甜食,会使血糖水平增高,影响睡眠。晚餐吃适量就好不要吃太多，吃太多会增加胃肠道的负担，而且会腹胀，

影响睡眠质量。睡前可以洗个热水澡或者泡热水脚，温热的水使身体的感觉困乏，松弛肌肉，促进身体的放松。不要在床上看电视看书，在睡觉前尽量将手机关机，以免睡眠受到打扰。

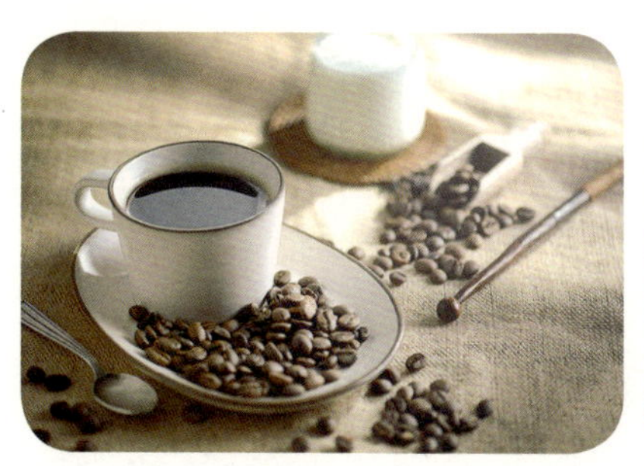

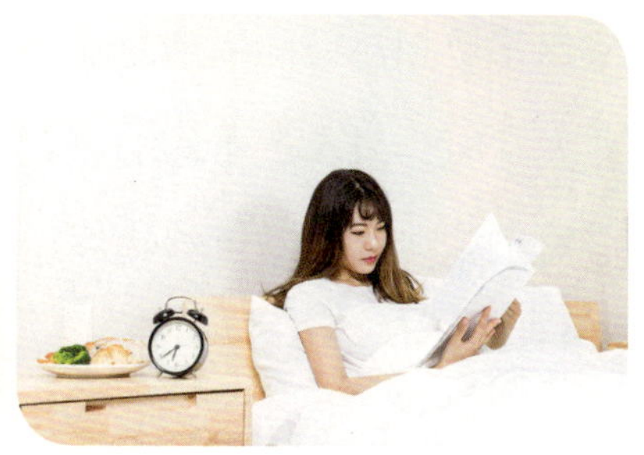

参加体育锻炼

体育锻炼是有效的防癌措施，适当地参加体育锻炼对于鼻咽癌患者来说是安全的、有益的。而且能够预防肥胖、减少体内脂肪含量、降低血糖，预防糖尿病、增强机体的免疫功能、增强心肺功能、增加骨质密度，缓解患者的压力、焦虑、抑郁的消极情绪，提高患者的生活质量。而且，体育锻炼增加了肠蠕动，有效地改善了患者因放化疗所引起的便秘，是治疗便秘最好的方法。

防治并发症

鼻咽癌的放疗会出现各种并发症，但是可以通过放疗前的准备工作，放疗前后的护理减轻并发症，同时，当出现并发症，应该采取相对应的措施对症处理。当患者不能够耐受所出现的并发症时，或者严重影响患者的进食时，应该停止放疗，采取应对措施待好转后再继续放疗。

家属能做些什么

当有家人被告知患有鼻咽癌时，家属的第一反应往往是我该怎么办？我该怎么做？可能此时家属也已经一团乱麻，下面有几点可以帮助家属在得知亲人患有鼻咽癌时的正确做法。

绝大多数癌症患者的情绪，通常都会经历惊讶（什么？）——否认（肯定是搞错了！）——愤怒（为什么是我？我到底做错了什么？）——绝望（没有希望了……）——接受（我要努力活着，我要与癌症抗争到底！），家属理解了患者在这一过程中的周期变化，才能更好地解除患者的精神负担，消除紧张、焦虑和恐惧引起的不良后果。比如，当患者悲伤绝望的时候，经常会拒绝治疗，这时候如果不理解患者的这种情绪变化，可能会觉得患者无理取闹，觉得大家都在竭尽全力的照顾，为什么还是那样不配合，不满足？然而，患者的痛苦只有自己才能了解，而这种情绪的变化也是正常的，如果这时候家属能够理解患者，包容患者，并且鼓励患者，给予希望，就能帮助患者尽快度过这段难熬的时间，使患者进入到接受自己病情的阶段，并且愿意接受相关治疗。理解患者的情绪波动，还可以帮助家属与患者之间的相互沟通。有些患者在绝望期，觉得自己的病反正治不好了，不愿意浪费钱，拒绝所有的治疗。这个时候家属与患者之间的沟通非常重要，家属可以与患者说：“我知道这个病不一定能治好，而且要花很多很多钱，但是，作为亲人，你也要为我们考虑一下，我们不希望你痛苦，同时希望你能够陪伴在我们身边更长的时间，你的生命和与我们在一起的时间，是不能用金钱衡量的，换位思考，如果你处于我的这个位置，你会怎么样做？我想，你也一样会想尽各种办法帮我治疗。”这种交流方式，更容易让患者敞开心扉，接受治疗。同时我们可以请正在接受治疗或者治疗完成的患者讲解他们在治疗过程中遇到的问题、心理想法以及是如何克服的并且配合治疗的经验。

陪在患者身边，悉心照顾，保持患者的清洁卫生，密切观察患者的变化。

尽量学习与鼻咽癌相关疾病的科学知识。多阅读一些鼻咽癌的科普书籍，了解疾病的机理，可能会出现的症状，有哪些治疗方法，治疗方法不同可能带来的并发症等。当你了解了这些相关知识后，当患者的病情发生变化或者出现某种并发症的时候，就不会感到手足无措和无助，而且能够跟患者耐心地解释这些状况的发生，能够减轻患者对病情的恐惧，因此能更好地配合医生的治疗，并且对治疗充满希望。

陪患者做他喜欢做的事情，完成他的心愿。当自己得知患有癌症时，往往心中是有遗憾的，有很多未完成的事情。所以，在这个时候，可以陪伴患者一起做他想做的事，比如陪父母一起去看一场电影、亲自下厨做一顿饭给家人吃等。

最后一点也是非常重要的，确保自己身体的健康。因为只有家属拥有好的身体，才能给予患者更好更全面的照顾。作为患者的重要依靠，家属如果身体首先累垮了，那么患者更不会有期望，同时，如果因为照顾患者而累垮自己的身体，患者也会有满满的负罪感。而且，这里的健康不仅仅指身体，心理的健康也非常重要，如果患者看到你自己伤心、抑郁、绝望，那么这种负面的情绪也会影响患者，患者就会更没有希望。但是，要注意，并不是要求家属强打精神、强颜欢笑。该休息的时候也要休息好，不要太过于压抑、伤心和绝望。对于家属来说，需要发泄，需要倾诉，可以向自己的好朋友诉说自己遇到的问题，这样有助于心理压力的缓解。

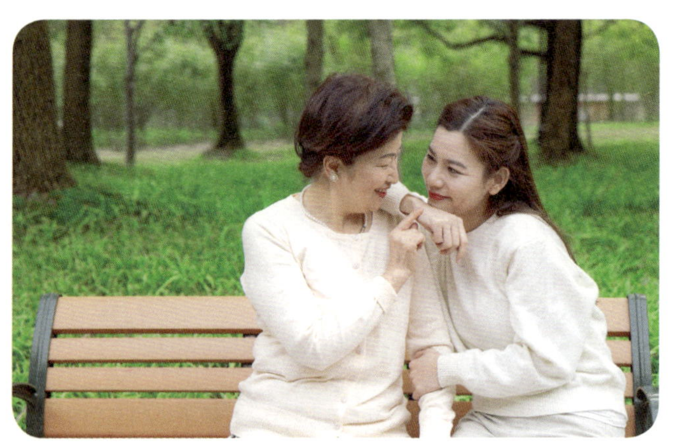

PART 5

鼻咽癌的复发与转移

复发与转移的诊断

复发和远处转移是鼻咽癌治疗最常见的失败原因。大约10%的鼻咽癌患者经过标准治疗后出现复发，4%~10%的初次治疗的鼻咽癌患者发现有转移，15%~30%做了标准治疗后的鼻咽癌患者出现远处转移。

鼻咽癌复发

诊断鼻咽癌复发的几个关键时期　一般将根治性治疗后2年定义为复发高危期，2~5年为中危期，5年以后为低危期。

鼻咽癌复发的几种形式　临床上根据复发部位与放疗剂量关系，即是否在照射靶区范围内，分为照射区域内复发、照射区域边缘复发及照射区域外复发。研究表明，50%~72%复发主要为照射区域内复发，照射区域边缘复发和照射区域外复发相对较少。

鼻咽癌复发的定义　是指当患者正规治疗结束 6 个月后，局部或者区域再次出现与原发肿瘤病理类型相同的肿瘤。

鼻咽癌复发时会有什么表现　当复发的鼻咽癌在局部时，临床症状并不明显，可无任何的临床表现或者类似于原发肿瘤，表现为涕血、鼻塞、耳鸣、头痛、视力下降、颈部发现包块等症状，这些症状有时候容易被患者误认为治疗带来的毒副作用而被忽视。因此，临床上复查常常需要做鼻咽镜检查判断是否有复发。在鼻咽镜下，如果在鼻咽腔内复发，可见鼻咽腔的黏膜隆起处有新的肿块，鼻咽腔不对称，肿块做活检并送病理检查后可明确是否有肿瘤复发。颈部淋巴结复发的患者在体检时会发现有颈部的肿块，做肿块细胞学穿刺可明确是否复发。当然诊断复发后临床上还需要完善 EBV 相关检查，鼻咽 MRI、腹部 B 超、胸部 CT、骨扫描等检查除外转移，根据各项检查结果决定下一步治疗。

鼻咽癌复发的原因　主要有两方面的原因，从生物学因素来讲是因为肿瘤克隆源性细胞放疗抵抗，我们常规放疗照射剂量无法完全杀灭癌细胞，即便是标准治疗后仍存在微小残留病灶，这些病灶再增殖形成复发病灶。

从临床因素来讲是肿瘤组织照射剂量不足导致复发，常见原因为肿瘤侵犯范围评估欠准确、靶区内出现低剂量点、体位固定和摆位误差太大等因素导致部分肿瘤照射不足。

鼻咽癌转移

诊断鼻咽癌转移的关键时间 鼻咽癌治疗后转移一般发生在治疗后的 2 年内。

鼻咽癌转移后的表现 有半数的鼻咽癌患者即使在发生转移后，也没有明显的临床症状和体征，患者自己没有任何感觉，但是也有部分患者在发生转移以后可有发热、贫血、乏力、食欲减退、进行性消瘦等全身症状。

根据转移的部位不同，患者可出现不同的局部症状，比如骨转移是最常见、最早的，表现为局部疼痛，开始为间断性的疼痛，逐渐疼痛的时间延长，变为持续性。白天和晚上的疼痛没有明显变化。出现骨痛情况，建议尽早去医院完善核素骨显像等检查，尽早发现情况，避免剧烈咳嗽及负重等引起病理性骨折。肺部转移的患者有些可能表现为干咳等，而肝转移患者可能出现吃东西没胃口、肚子胀、右上腹部疼痛等。

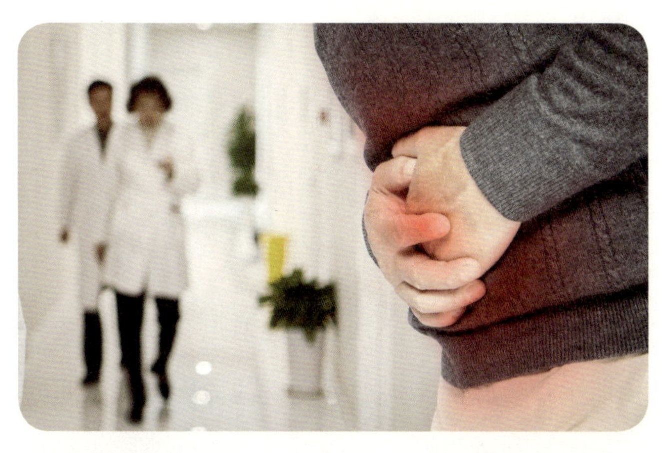

导致鼻咽癌转移的原因　目前关于导致鼻咽癌发生远处转移的原因还在研究当中，但是有些结果显示鼻咽癌的转移与肿瘤周围的炎性环境相关，一些炎性细胞可以促进肿瘤的转移，如中性粒细胞等。另外，与患者基因表达相关，一项研究显示miR–155–5p 表达水平与鼻咽癌远处转移密切相关，miR–155–5p 表达越高，其发生远处转移的风险越高。

复发与转移的治疗

出现转移复发，仍有部分患者能通过有效治疗获得肿瘤控制甚至长期生存。鼻咽癌治疗后复发的原因是多方面的，其中最主要的原因是肿瘤内存在对放射线不敏感的细胞群，在根治量放疗后这些细胞可能残存体内，在特定环境和条件下就成为复发的根源。鼻咽癌复发确诊时，大多已属于晚期，建议对复发或转移的鼻咽癌进行多学科的综合治疗，有计划、合理地制订治疗方案，为患者取得最大的效益。对于局部复发或局部转移的鼻咽癌，首选手术治疗或者再程放疗，若对手术无法耐受，常规放疗技术已不再被推荐的，再程放疗以 IMRT 技术为主，或同时结合其他放疗技术（如立体定向放疗、近距离治疗）以及综合其他局部治疗方式（如外科手术）。

再次放疗

适形调强放射治疗（IMRT） 仍为首选的再程放疗技术 IMRT。但二程放疗带来的严重晚期毒副作用如鼻咽大出血、颅神经损伤等不容忽视。

近距离治疗（Brachytherapy） 单纯的后装放疗仅适用局限于鼻咽腔的小体积病灶。

立体定向调强放疗（IMSRT） 在保护脑干、颞叶、视交叉和视神经方面更见优势。

机器人立体定向体部放射治疗（SBRT） 已在复发鼻咽癌治疗上展开了尝试。

质子和重粒子放疗 质子放疗由于质子特有的 Bragg 峰的优势使得重要器官的受量明显降低，随着质子治疗的发展，复发鼻咽癌的再程放疗将可能会更加获益。

外科手术治疗 是鼻咽癌治疗后局部复发的挽救性治疗方法之一，可以避免放射治疗带来的并发症，适用于肿瘤局限或者颈部淋巴结残留的挽救性治疗。

化疗 目前化疗有诱导化疗、同期化疗、辅助化疗。诱导化疗具有缩小肿瘤体积，便于放射治疗计划的制订的优势，保护正常的组织，但是是否能够延长生存时间还没有得到证实。同期化疗在晚期的鼻咽癌是一种标准的治疗方案，但是对于复发或者转移的鼻咽癌，同期化疗的疗效及获益不明确。辅助化疗的疗效也不明确，而且患者在接受了放疗之后，身体一直处于耐受性差的状态，再进行化疗，对患者来说更是一种挑战。

靶向治疗 随着医学的进步和技术的更新，目前靶向治疗是鼻咽癌的热点，生物靶向治疗是鼻咽癌治疗瓶颈期的突破口。鼻咽癌组织高表达表皮生长因子受体抑制剂（EGFR）和血管生长因子抑制剂（VEGFR）EGFR（达到 88%），经过多项研究证实与无进展生存期和总生存期相关。常用 EGFR 单克隆抗体（西妥昔单抗、尼妥珠单抗），对于鼻咽癌的复发，有研究认为化疗联合单抗治疗能显著改善总生存时间，相比于单纯化疗的患者，联合应用单抗的患者的无进展和总生存时间显著长于单纯化疗的患者，而且不良反应的发生率并没有增加。

VEGFR(达到 67%) VEGFR 单克隆抗体(贝伐单抗)、酪氨酸激酶抑制剂（吉非替尼、索拉非尼等）及重组人血管内皮抑制素等。Ⅱ期临床试验证明靶向药物在 2 线和 3 线治疗复发转移鼻咽癌治疗时效果有限。

总之，分子靶向治疗复发鼻咽癌值得探索，但其费用较高，临床治疗时需综合考虑。

免疫治疗　这两种方法在治疗复发或转移的鼻咽癌研究中证据较少，但是目前较火热的免疫检查点 PD-1 单克隆抗体（pembroblizumab）在复发转移鼻咽癌中的Ⅰb 期研究证明治疗安全客观缓解率为 25.9%。为了寻找更好的高效、低毒的治疗方案，中山大学附属肿瘤医院张力教授团队于 2016 年起开展了两项Ⅰ期临床研究：①研究 PD-1 单抗（卡瑞利珠单抗）治疗一线治疗失败后的复发及转移鼻咽癌患者。②在原有优选方案顺铂联合吉西他滨方案的基础上再联合新型的 PD-1 单抗（卡瑞利珠单抗）一线治疗鼻咽癌患者。结果发现：单药治疗组，患者最佳总体有效率为 34%，疾病控制率为 59%。中位无疾病进展时间达到了 5~6 个月。卡瑞利珠单抗单药治疗引起的 3 度及 3 度以上和严重不良反应发生率均较低。随着医学的更进一步发展，相信免疫检查点Ⅲ期随机研究在鼻咽癌的结果也不会让我们等待太久。另外，EBV 抗原的主动免疫和被动免疫治疗方案也在研究中，我们将看到未来的更多希望。

容易被忽视的癌症
与专家一起认识鼻咽癌

鼻咽癌在我国南方地区是最常见的恶性肿瘤之一，但大部分人对其缺乏重视，导致患者出现严重不适而就医时已是中晚期。

本书主要涵盖了鼻咽癌的基础知识、诊断、治疗、家庭护理等一系列内容，以通俗易懂的语言将治疗鼻咽癌过程中晦涩难懂的知识介绍给读者，力求帮助患者尽早摆脱鼻咽癌的梦魇，重获健康。